歯科衛生士臨床のための

Quint Study Club

アシスタントワーク編 ❷

ここからはじめる
ベーシックアシスタントワーク
ホスピタリティあふれる歯科医院づくりのために

著：夏見　まみ

クインテッセンス出版株式会社　2009

Tokyo, Berlin, Chicago, London, Paris, Barcelona, Istanbul, Milano, São Paulo, Moscow, Prague, Warsaw, New Delhi, Beijing, and Bukarest

ここからはじめるベーシックアシスタントワーク

あなたはしっかりできていますか？
患者さん迎え入れから見送りまで

本書で伝えたいことダイジェスト

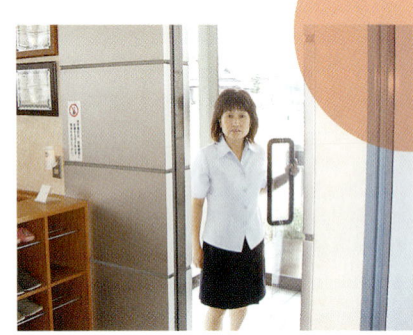

不安な気持ちを抱きながら
患者さん来院！

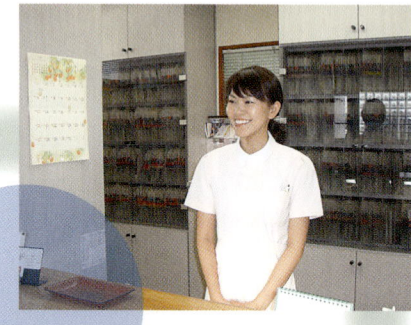

あなたはどんな笑顔で
患者さんをお迎えしますか？

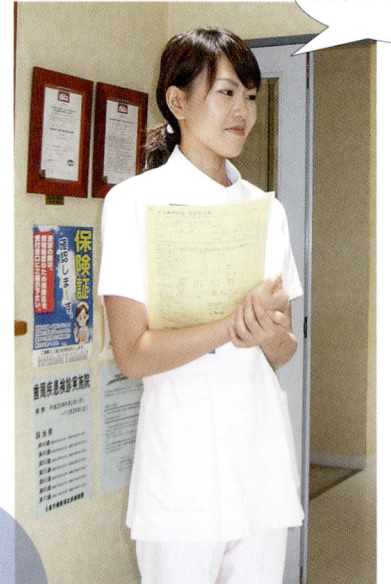

お待たせいたしました！

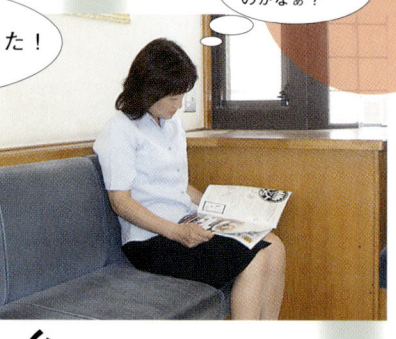

どんな治療する
のかなぁ？

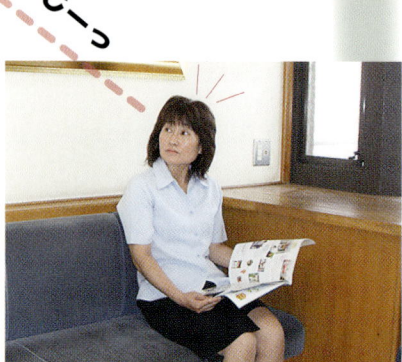

じーっ

待合室でお待ちになっている患者さんに、
どんな声をかけていますか？

はじめに

チェアまで患者さんを
安全にご案内できますか？

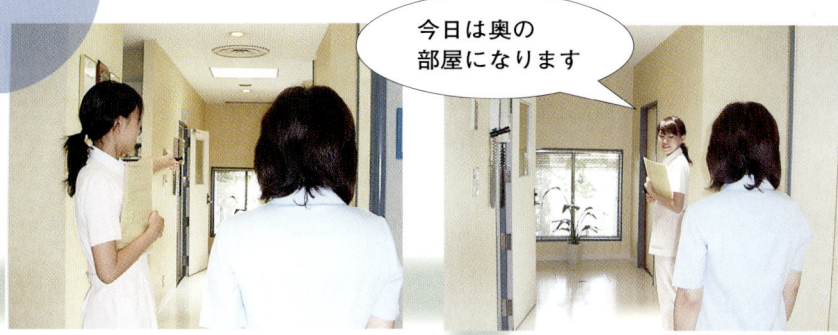

チェア周辺は、患者さんを迎え
入れる状態になっていますか？

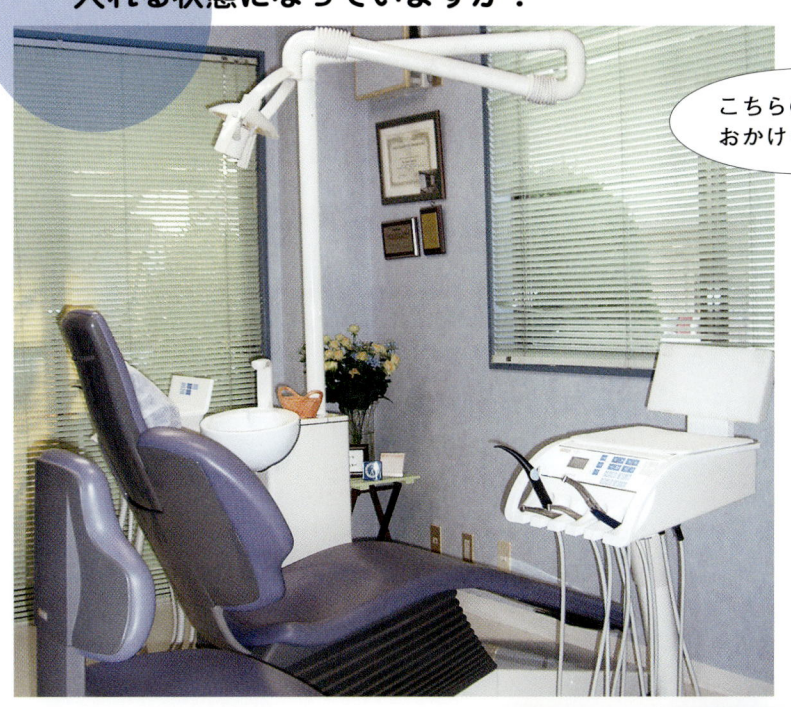

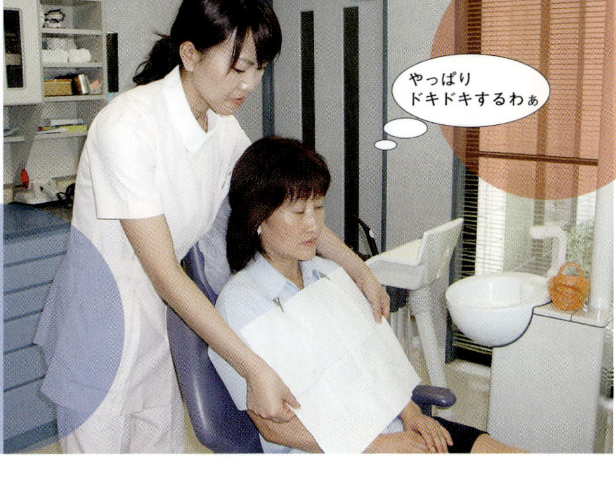

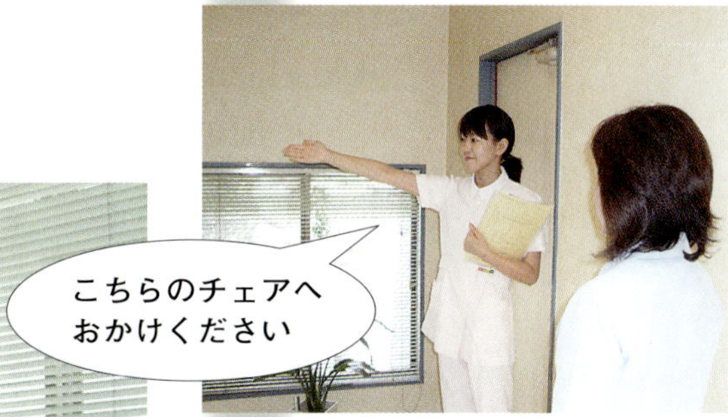

患者さんの不安な気持ちを和ら
げながら、準備ができますか？

ここからはじめるベーシックアシスタントワーク

診療機材の準備は
テキパキと&ていねいにしていますか？

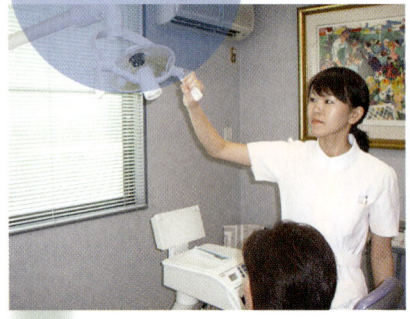
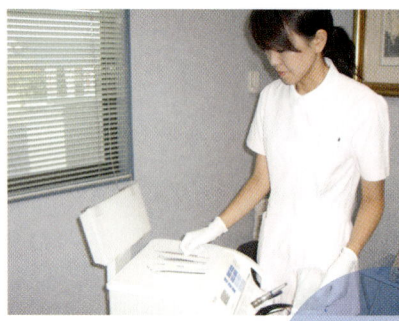
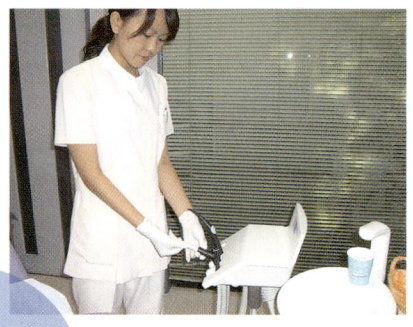

患者さんにつらい思いをさせないアシスタントワークがしっかりできますか？

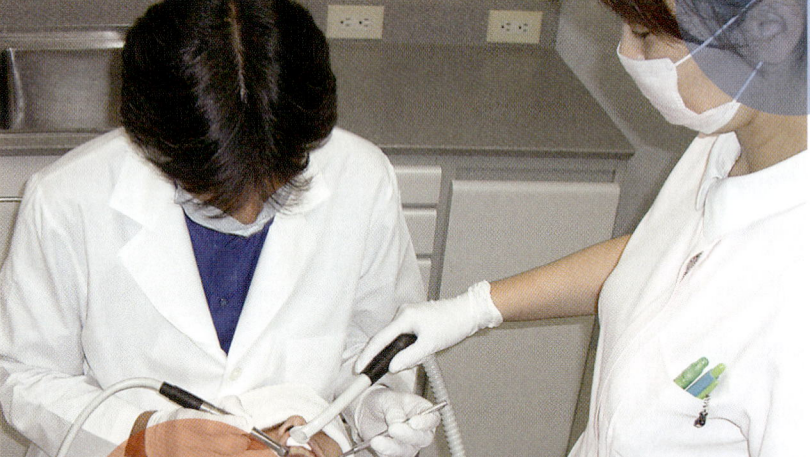

うぅぅ……

はやく終わりにして〜

患者さんの気持ちを汲んだ
エックス線写真撮影準備が
できていますか？

はじめに

「インフォームドコンセント」や「セカンドオピニオン」ということばを普通に耳にするようになり、インターネット検索で医院選びをする患者さんも珍しくなくなりました。

歯科医院側では、患者さんから「選ばれる歯科医院」となるよう医療技術の向上や設備の充実に加え、最近ではサービスの向上を目指す医院が増えてきたのではないでしょうか？ 患者さんも医院選びの際、治療技術や設備などに加え、医院全体としてのサービスやホスピタリティなどのソフトな部分を重要視する傾向が強くなってきているように思います。

医院のホスピタリティは、医療従事者の温かい眼差しや、やさしいことばかけ、心のこもった励ましといった温かい気持ちそのものです。また、単なる知識やマニュアル化されたものではなく、患者さんの立場になって患者さんを尊重し大切にするという気持ちを持って接すること、そして自然に心地よさや居心地のよさを患者さんに感じていただくことに他なりません。その結果、「ここで治療を受けたい」「ここにきてよかった」「この人に診てもらいたい」と思っていただけるものとしなければならないと筆者は考えています。

もちろん、サービスやホスピタリティがよいだけで患者さんの満足は得られません。医療レベルの高さが前提にあることは言うまでもありませんが、私たちの対応1つで医院のイメージが大きく左右され、医療の質そのものを台なしにしてしまうこともあるのです。また逆に、高いサービスやホスピタリティが医療の質を高め、よりよい満足を患者さんに得ていただくこともあります。

今回は、日常のアシスタントワークにちょっとした気配りをすることによってホスピタリティあふれる医院へと変化し、患者さんに気持ちよく来院していただけるような、少しでもお互いが幸せな気持ちになれるとよいのではないかという思いで執筆いたしました。患者さんに直接接する歯科衛生士はもちろんですが、歯科助手、受付、事務スタッフも全員で取り組んでいただけたら幸いです。

夏見歯科医院
夏見まみ

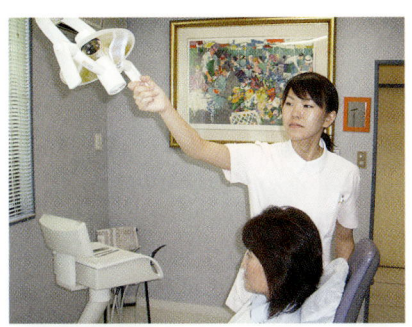

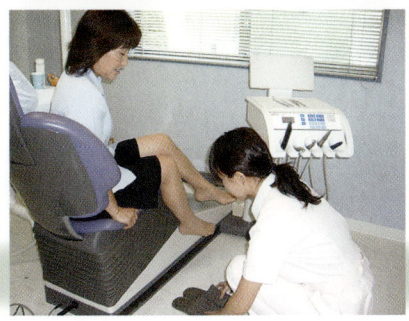

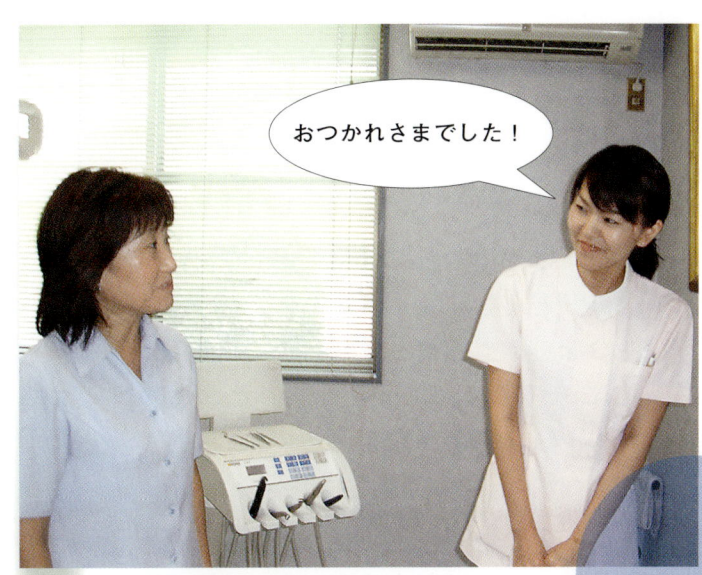

治療終了後の患者さんに、心をこめて「お疲れ様でした」と伝えていますか？

CONTENTS

はじめに　あなたはしっかりできていますか？　患者さん迎え入れから見送りまで　2

　　　はじめに　5

第1部　立ち居・振る舞い総チェック　11

あなたの姿勢はどんな姿勢？　～姿勢ひとつで印象は変わります～　12
　　あなたの普段の姿勢はどちらですか？　12
　　姿勢の違いは、あなたの印象に影響します　13
　　今すぐチェック！　7大姿勢ポイント　14
　　カルテなどを持つ姿勢も印象に差を与えます　15

あなたは普段、どんな髪型で歯科衛生士していますか？　～髪型は"清潔感""安全"を表現する～　16
　　あなたの普段の髪型はどれですか？　16
　　清潔感と安全の両面から適切な髪型を選択しよう　17

患者さんを不快にさせないメイク　18
　　あなたは普段、どんな化粧をしていますか？　18
　　化粧がどんな印象を与えるか、考えてみよう　19
　　プロならば指先にもこだわろう　20
　　「グローブしているから安心」というわけではありません　21
　　快・不快？　香りを考える　22

表情・視線は非言語メッセージ　23
　　表情は、ことば以上のメッセージ　23
　　あなたの視線はどこに向いていますか？　25

新人だからこそマスターしたい 接遇・応対のベーシック　27
あいさつに求められるポイント6　27
ことば遣い＝心の気遣い　30

第2部　患者さんの不安解消！　診療前のホスピタリティ向上テクニック　31

待合室にいる患者さんはどんな気持ちで待っている？　32
患者さんは大きな不安を抱いています　32
患者さんの不安は、あなたの力で解消できる　32

ホスピタリティ向上テクニック①
待合室から診療室（チェア）へ患者さんを誘導する　33
診療は「名前を呼ぶ」ときから始まっています　33
① 「患者さんの名前を呼ぶ」それは良質な立ち居・振る舞いが求められる瞬間です　33
② 患者さんの状態に合わせて、プラスアルファの配慮をしよう　34
③ 「歯科医院の都合で、患者さんを待合室で待たせてしまった」……患者さんへの謝罪はしっかりと　34

診療室（チェア）への誘導は明確な指示とともに　35
① 誘導の基本は明確な「先導」「方向指示」　35
② チェアへの着席誘導も、「明確な指示」が必須　36
③ 患者さんの荷物の預かりかた　38
④ チェア導入後に行いたい心配り　39

ホスピタリティ向上テクニック②
診療準備　〜エプロン装着・器具準備〜　40
診療準備中も患者さんを気遣うことを忘れずに　40
① 「黙々と準備する」よりも「声をかけながら準備する」ほうが、患者さんの緊張は緩和する　40
② エプロンのかけかたは、「手技のていねいさ」がいちばん伝わる瞬間　41
③ 器具の準備は「あなたのために用意されたもの」とアピールすることが大切　42

ホスピタリティ向上テクニック③
チェアのバックレストを倒す際の留意点　43
個々の患者さんに最適な位置にバックレストを倒す　43

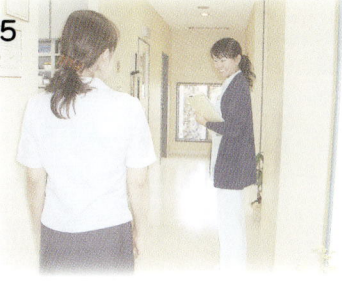

ホスピタリティ向上テクニック④
こまやかな配慮で患者さんの不安の解消を　44
  患者さんからの情報はメモをとりながら聞く　44
  やむを得ず待ち時間が生じる場合の対応法　45
  気持ちを和らげるアロマも活用してみよう　45

第3部　痛くない＆不快じゃない基本アシスタントワーク　47

ライティングテクニックの基本　48
  ライティングテクニックの基本形を学ぶ　48
  上顎へのライティングテクニック　49
  下顎へのライティングテクニック　50
  術者と呼吸を合わせてライティングをしよう　50

ミラーが見えにくければすぐにサポート スリーウェイシリンジの効果的な使いかた　51

痛くない！　不快じゃない！ バキュームテクニックをマスターしよう　52
  バキュームの持ちかた　52
  バキューム操作をする前の患者さんへの配慮　52
  バキューム挿入の基本　53
  上顎右側臼歯部のバキュームテクニック　54
   ① 上顎右側臼歯部　咬合面切削時のバキュームの位置　54
   ② 上顎右側臼歯部　頬側面切削時のバキュームの位置　55
   ③ 上顎右側臼歯部　口蓋側面切削時のバキュームの位置　55

  上顎前歯部のバキュームテクニック　56
   ① 上顎前歯部　唇側面切削時のバキュームの位置　56
   ② 上顎前歯部　口蓋側面切削時のバキュームの位置　56

  上顎左側臼歯部のバキュームテクニック　57
   ① 上顎左側臼歯部　咬合面切削時のバキュームの位置　57
   ② 上顎左側臼歯部　頬側面切削時のバキュームの位置　58
   ③ 上顎左側臼歯部　口蓋側面切削時のバキュームの位置　59

  下顎右側臼歯部のバキュームテクニック　60
   ① 下顎右側臼歯部　咬合面・頬側面切削時のバキュームの位置　60
   ② 下顎右側臼歯部　舌側面切削時のバキュームの位置　61

下顎前歯部のバキュームテクニック　62
- ① 下顎前歯部　唇側面切削時のバキュームの位置　62
- ② 下顎前歯部　舌側面切削時のバキュームの位置　62

下顎左側臼歯部のバキュームテクニック　63
- ① 下顎左側臼歯部　咬合面・頬側面切削時のバキュームの位置　63
- ② 下顎左側臼歯部　舌側面切削時のバキュームの位置　64

エックス線写真撮影のアシスタントワーク
〜誘導からセッティングまで〜　65

なぜエックス線写真が必要か、説明できますか？　65

エックス線写真撮影室への誘導　66
- ① 撮影が決まったら、すぐにライトとブラケットテーブルを排除する　66
- ② 患者さんをエックス線写真撮影室へ誘導する　66
- ③ エックス線防護エプロンを患者さんにかける　67

10枚法デンタルエックス線写真撮影のセッティング　68
- ① 全部位共通　撮影セッティングのチェックポイント　68
- ② 上顎左側大臼歯部のフィルムセッティング　69
- ③ 上顎右側大臼歯部のフィルムセッティング　69
- ④ 上顎左側小臼歯部のフィルムセッティング　70
- ⑤ 上顎右側小臼歯部のフィルムセッティング　70
- ⑥ 上顎前歯部のフィルムセッティング　71
- ⑦ 下顎前歯部のフィルムセッティング　71
- ⑧ 下顎左側大臼歯部のフィルムセッティング　72
- ⑨ 下顎右側大臼歯部のフィルムセッティング　72
- ⑩ 下顎左側小臼歯部のフィルムセッティング　73
- ⑪ 下顎右側小臼歯部のフィルムセッティング　73

パノラマエックス線写真撮影のセッティング　74
エックス線写真現像機の管理も大切な仕事　74

マスターしておきたい
血圧測定＆パルスオキシメーターの装着法　75

どうして血圧などを測定する必要があるの？　75
一般的な自動血圧計のセットのしかた　76
パルスオキシメーターのセットのしかた　76

患者さんを不安にさせる「無言の行動」は
絶対にやめよう　77

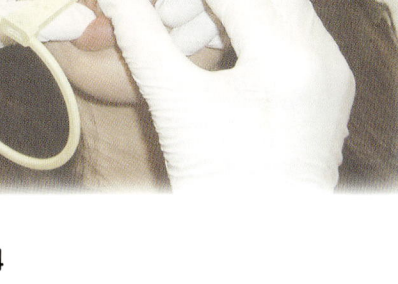

「おつかれさまでした」治療終了後にすべきこと　78
　　患者さんの口元は汚れていませんか？　78
　　治療終了後に患者さんに確認しておくべきこと　79
　　ねぎらいのことばを忘れずに「お疲れさまでした」　79

第4部　テキパキこなしたい治療後の後片づけ　81

スピットン周囲の後片づけ　82
　　スピットン周囲の基本後片づけ方法　82
　　後片づけ後に再確認！こんなところも汚れている　83

ブラケットテーブル上の後片づけ　84
　　廃棄物はコップで分別して片づける　84
　　バー類はアルコール綿や薬瓶に入れて片づける　84
　　移動時は「落とさない」「見た目もスマート」に　85
　　医療廃棄物は、業者指定の容器に回収すること　85

次の患者さんをお迎えできるチェア周りの環境整備　86
　　チェア周りの空間をきれいに整えよう　86
　　次の患者さんを誘導できる環境か、再確認！　87

ふろく　手指洗浄・グローブ着用時の注意　高齢患者さんの誘導方法　89

　　手指洗浄の流れ（石鹸と流水による手洗い）　90
　　グローブの着用と着用時の注意点　91
　　高齢患者さんの誘導　92
　　杖を使用している高齢患者さんの誘導　93
　　高齢患者さんへの治療時の配慮　94

　　おわりに　95

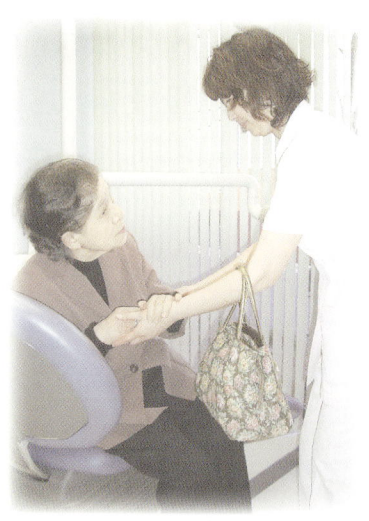

1
立ち居・振る舞い総チェック

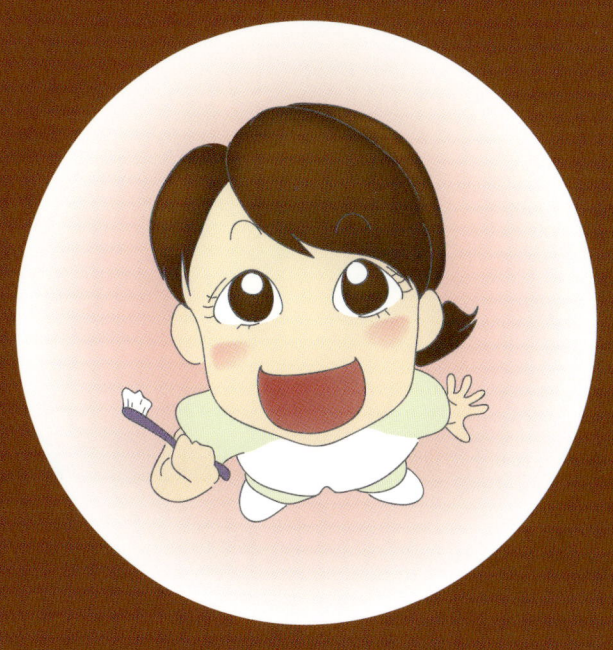

あなたの姿勢はどんな姿勢？
〜姿勢ひとつで印象は変わります〜

あなたの普段の姿勢はどちらですか？

　あなたはいま、患者さんを見送ろうと診療室の玄関に立っています。靴をはきかえようとしている患者さんを、あなたは普段、どちらの姿勢で見送っていますか？

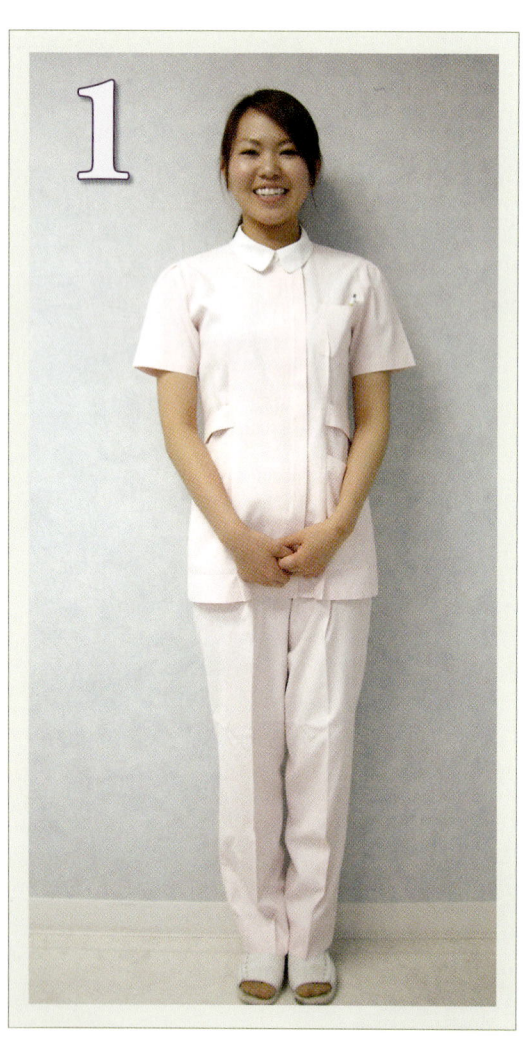
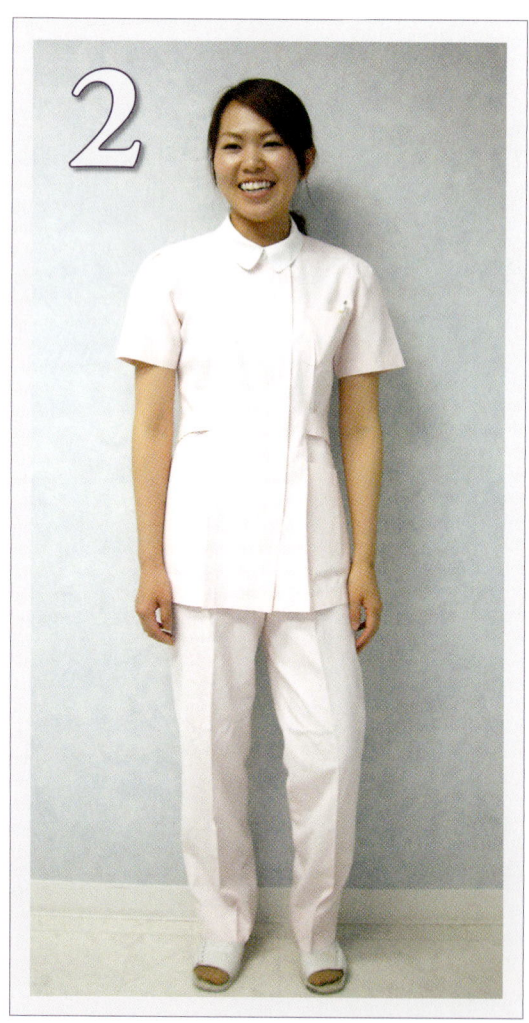

姿勢の違いは、あなたの印象に影響します

　1と2を比較してみましょう。どちらの姿勢が、患者さんによい印象を与えると思いますか？ほんの少しの違いで、あなたの印象が大きく変わります。

1の姿勢の着眼ポイント
・全体的に適度な緊張感が感じられます。
・腕を前方で組んでいると、ていねいな雰囲気がします。
・背筋がピンと伸びていて、凛々しさも感じます。

▼

★「**できるスタッフ**」のように見えます。
★教育がしっかり行き届いた歯科医院のように感じます。
★「**この人に次回もお願いしたい**」と思わせる信頼感がわいてきます。

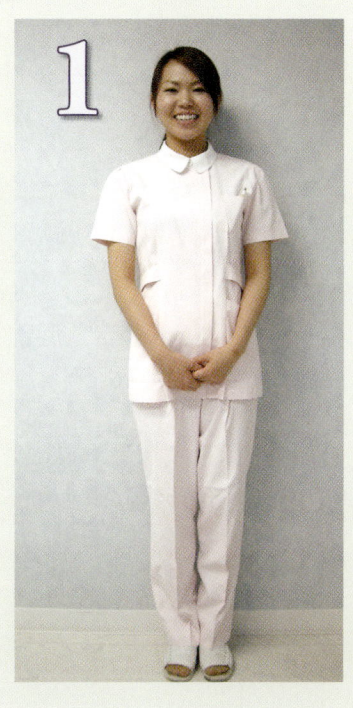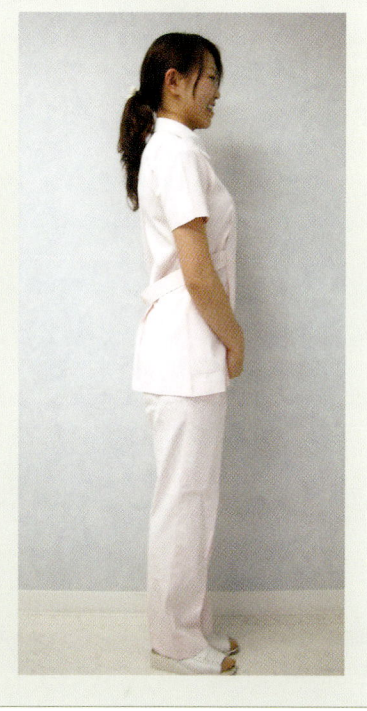

2の姿勢の着眼ポイント
・重心が左右・前後のどちらかに傾いていると、緊張感がなくだらしなく見えます。
・だらりとした腕と、開いた足は、大きく威圧的にも見えます。
・緊張感がないと、なんだか疲れているようにも見えます。

▼

★「早く帰ってほしい」と思っているように見えます。
★「忙しすぎるのだろうか？」と、患者さんに心配をかけさせてしまうおそれもあります。
★「この人に診てもらうのは、なんだか気が引けるなぁ」と、思われてしまうかもしれません。

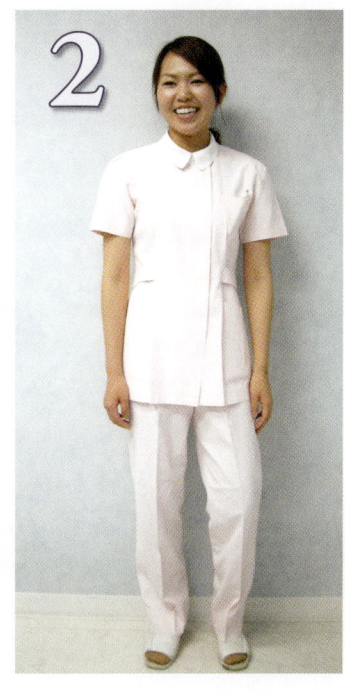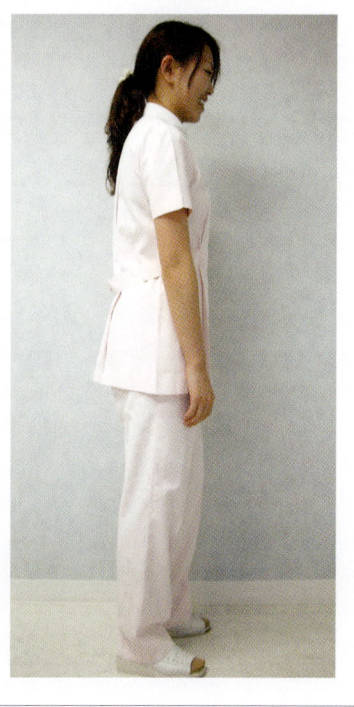

今すぐチェック！　7大姿勢ポイント

まっすぐ立っていますか？

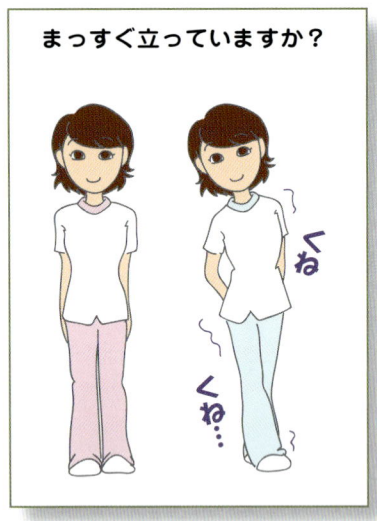

足をまっすぐ伸ばしていますか？

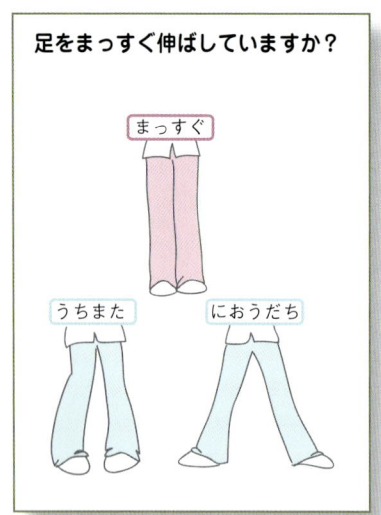

お尻をキュッと緊張させていますか？

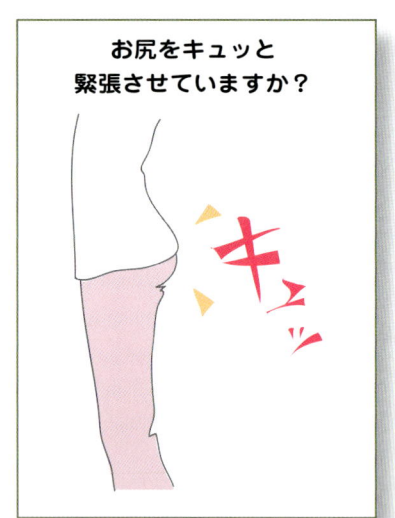

下腹を引っ込めていますか？

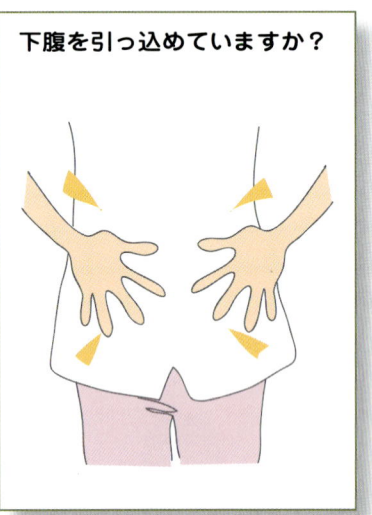

背筋は伸びていますか？

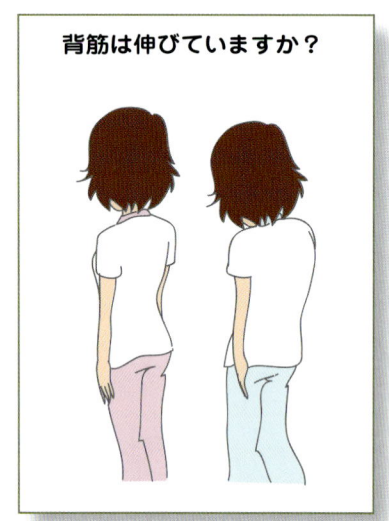

両肩は床と平行ですか？

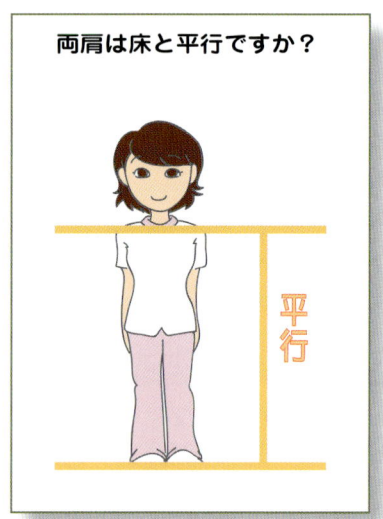

首筋を伸ばし顎を引いていますか？

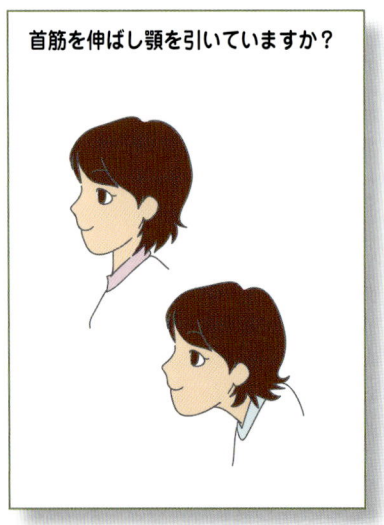

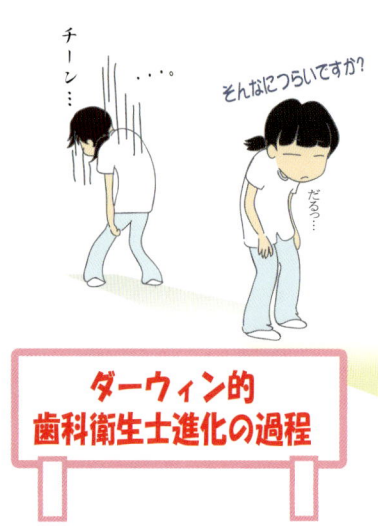

ダーウィン的歯科衛生士進化の過程

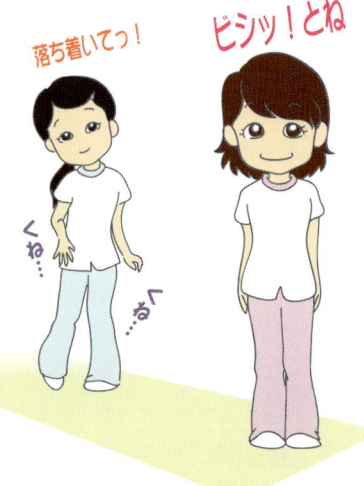

カルテなどを持つ姿勢も印象に差を与えます

あなたは今、患者さんの診療室への入室を待っているところです。患者さんの名前を呼んだあなたの声に反応して、患者さんは待合室のイスから腰を上げようとしています。そのときのあなたは、どんな姿勢で患者さんを待っていますか？

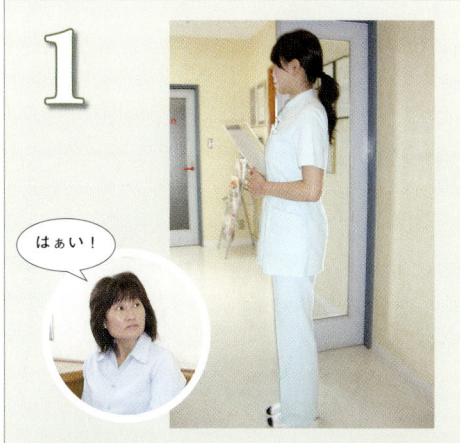

1の姿勢　○と×
○姿勢もよく、全体的に適度な緊張感があります。
○カルテを大事に持っている＝患者さんは「自分のことを大切に思ってくれている」と感じるでしょう。
★患者さんを待つ理想的な姿勢といえるでしょう。

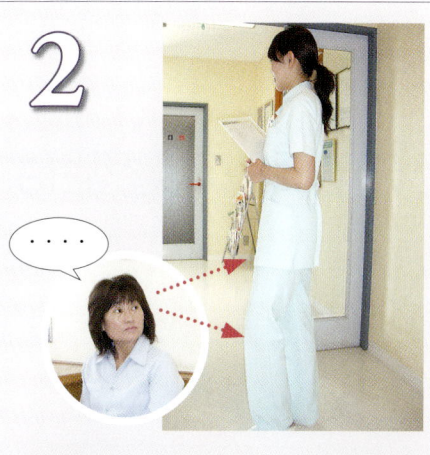

2の姿勢　○と×
○カルテを大事に持っている＝患者さんは「自分のことを大切に思ってくれている」と感じるでしょう。
×重心が右に傾いており、だらしない印象があります。
×患者さんを急かしているような感じにも見えます。
★惜しい！　ほんの少しの油断で、あなたの印象がやや悪く見えてしまいます。

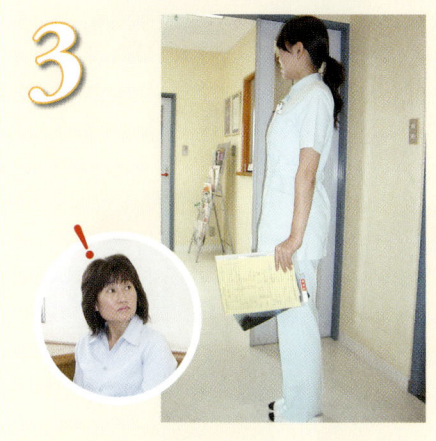

3の姿勢　○と×
○背筋ものび、とてもよい姿勢ですね。
×カルテから大切な資料が落ちそうになっています。
×資料を大切に扱わない＝「教育ができていない」と、負の印象すら感じてしまいます。
★患者さんを待つ姿勢として、これは注意すべき姿勢といえるでしょう。

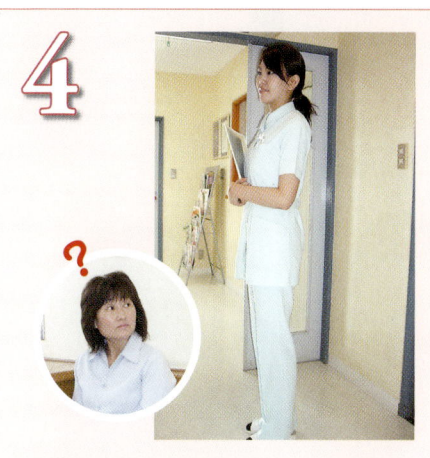

4の姿勢　○と×
○姿勢もよく、全体的に適度な緊張感があります。
○カルテを大事に持っている＝患者さんは「自分のことを大切に思ってくれている」と感じるでしょう。
×視線は患者さんと違うところに向いているようです。
★患者さんと目が合っていないと、患者さんは「私？」となることがあります。注意したほうがよいですね。

あなたは普段、どんな髪型で歯科衛生士していますか？
〜髪型は"清潔感""安全"を表現する〜

あなたの普段の髪型はどれですか？

あなたの髪は、肩に自然とかかる程度の長さです。
あなたなら診療室でどのように髪をまとめますか？

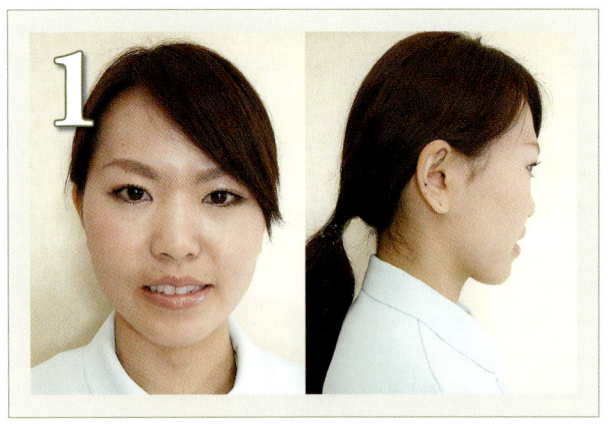

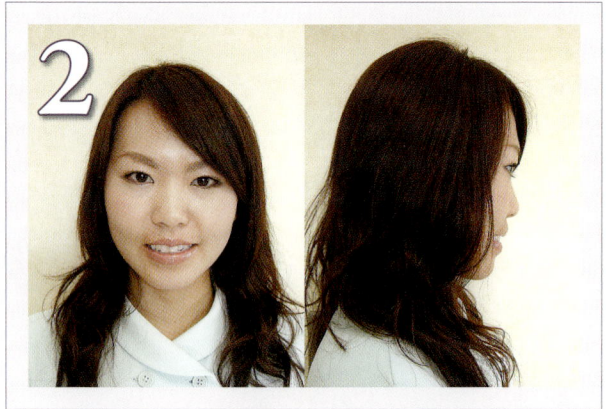

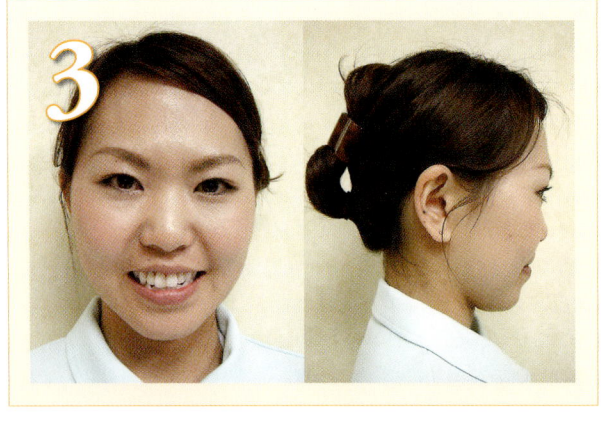

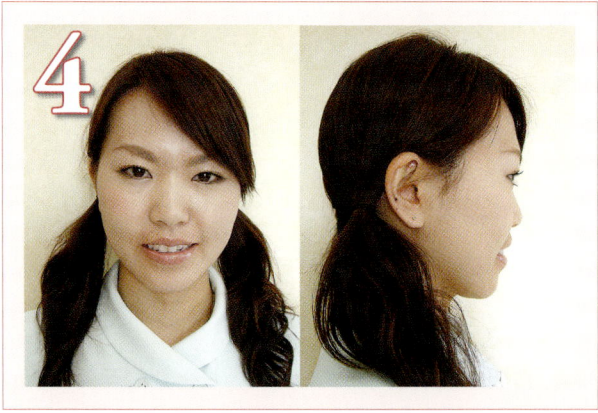

第1章 立ち居・振る舞い総チェック

清潔感と安全の両面から適切な髪型を選択しよう

　1～4の髪型、あなたならどのようにまとめていますか？　あなたが選んだ髪型が歯科医院や診療室でどんな影響を与えるか、考えてみましょう。

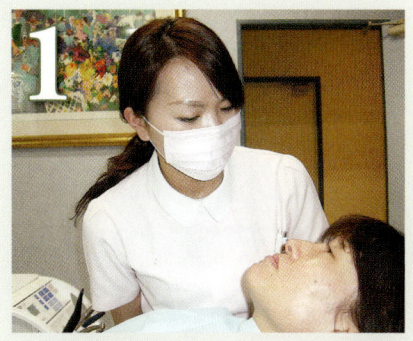

1の髪型　○と×
○長い髪の毛もしっかりと結ばれています。
○一般的な診療であれば、髪の毛が患者さんの顔に垂れることはないでしょう。
×口腔内をのぞきこんだりするときに、髪の毛が垂れぎみになってしまうかもしれません。
×前髪をしっかりとめて、視界を遮らないほうがよいでしょう。
★やや注意すべきこともありますが、診療時の髪型としては許容できる範囲といえるでしょう。

筆者の5段階評価
清潔さ ★★★☆☆
安全度 ★★★☆☆
好感度 ★★★☆☆
信頼度 ★★★☆☆
推奨度 ★★★☆☆

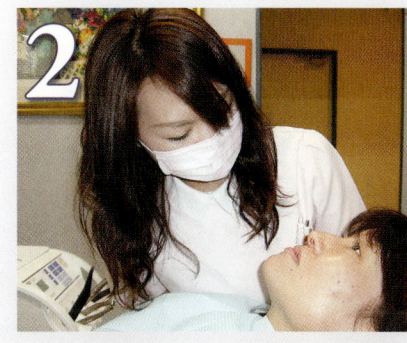

2の髪型　○と×
×髪の毛が全体的にダラリと垂れ、だらしなく感じます。
×診療中、患者さんの顔に髪の毛がかかる可能性があり、清潔感にも欠けます。
×前髪が視界を遮り、正確な施術ができるのかどうか、不安があります。
★この髪型は特にメリットはありませんので、絶対にやめましょう。歯科医院の評価も下げてしまう可能性があります。

筆者の5段階評価
清潔さ ☆☆☆☆☆
安全度 ☆☆☆☆☆
好感度 ☆☆☆☆☆
信頼度 ☆☆☆☆☆
推奨度 ☆☆☆☆☆

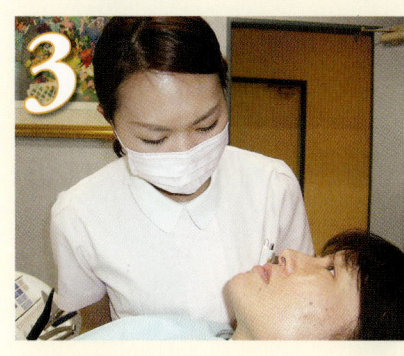

3の髪型　○と×
○長い髪の毛もしっかりまとめ、すっきりとした清潔感があります。
○診療中に、患者さんの顔の上に髪の毛が垂れるようなこともないでしょう。
×長い髪の毛を止めているので、診療中に外れないように、しっかりとしたバレッタを選びましょう。
★清潔感、視界確保、安全面などすべてにおいて問題はないでしょう。理想的といえます。

筆者の5段階評価
清潔さ ★★★★★
安全度 ★★★★★
好感度 ★★★★★
信頼度 ★★★★★
推奨度 ★★★★★

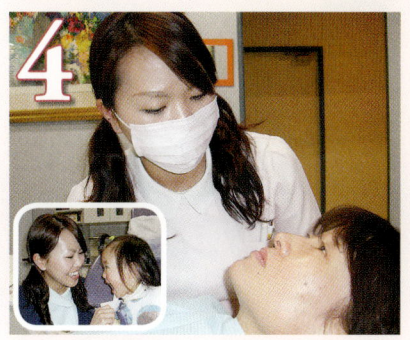

4の髪型　○と×
×診療中に、患者さんの顔に髪の毛が垂れる可能性があります。
×幼く見え、信頼感の低下につながる可能性もあります。
○小児の患者さんの治療サポート時などは、「やさしいおねえさん」に見える可能性があります。
★一般の患者さんには、この髪型で診療するのは避けたほうがよいでしょう。小児患者さんでは、あえてしてみると効果的かも。

筆者の5段階評価
清潔さ ★☆☆☆☆
安全度 ☆☆☆☆☆
好感度 ★★★★★
信頼度 ★★★★★
推奨度 ★★★★★

ここからはじめるベーシックアシスタントワーク

患者さんを不快にさせないメイク

あなたは普段、どんな化粧をしていますか？

あなたの勤務する歯科医院は、小児の親子連れからお年寄りまで来院する、街の一般的な歯科医院です。あなたなら、どんな化粧を選択しますか？

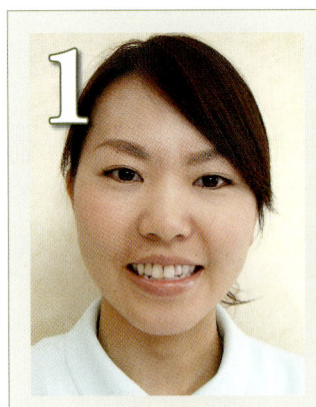

私の化粧のポイント
・今日の私は、ナチュラルメイクを意識してみました。
・顔色を明るく見えるようにして、健康的な表情になるように意識しています。

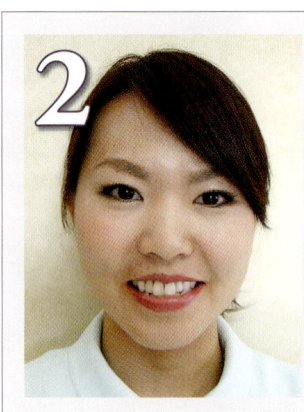

私の化粧のポイント
・今日、仕事が終わったらデートなんです。だからしっかりメイクでキメてみました。
・アイライン＆つけまつげで目元しっかりメイクを意識しています。
・ラメ入りパウダーで少しキラキラさせてみました。

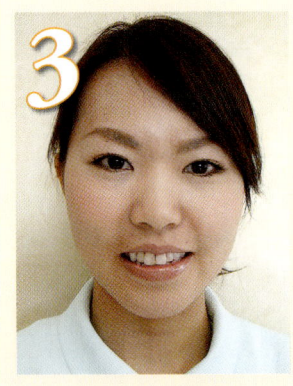

私の化粧のポイント
・今日は受付のサポートや患者さんへのコンサルテーションなどが多い日なので、すこしデキる女性のメイクを意識してみました。
・ナチュラルメークより少し目をハッキリ、口紅も色を足しています。

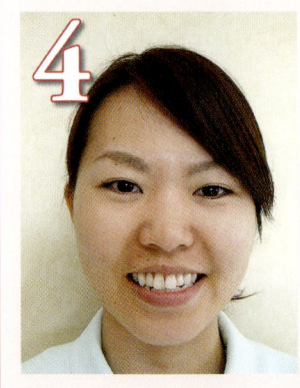

私の化粧のポイント
・朝寝坊して、メイクしないで出勤しちゃいました。
・マスクしているから、午前中いっぱいはこれで乗りきっちゃおうって思ってますが、ダメですか？

化粧がどんな印象を与えるか、考えてみよう

　一般に、診療室では「ナチュラルメイクが好ましい」とされています。ナチュラルメイク（1番）と他のメイクの印象の違いを考えてみましょう。

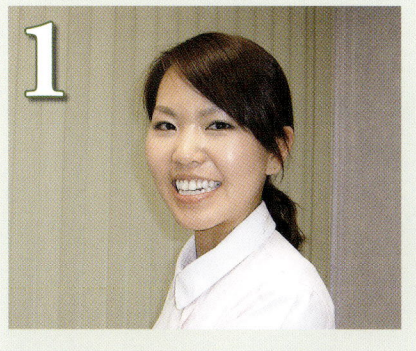

1の化粧　○と×
- ○診療室での基本的な化粧だと思います。
- ○「顔色を明るく、健康的な表情を意識して」というねらいは、診療室の印象アップにもつながり、よい心がけだと思います。

★どの世代の患者さんにも、好感を持っていただけるナチュラルメイクを目指したいですね。

筆者の5段階評価
- 派手さ　★★☆☆☆
- 健康度　★★★★★
- 好感度　★★★★★
- 信頼度　★★★★★
- 推奨度　★★★★★

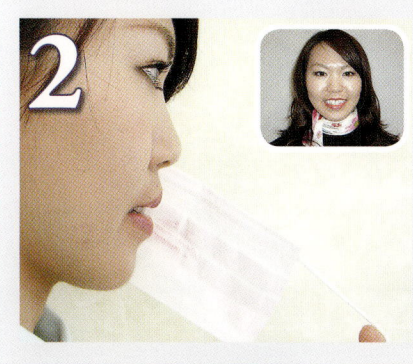

2の化粧　○と×
- ×はやる気持ちはわかりますが、診療室ではちょっと派手すぎませんか？
- ×マスクの内側にも化粧が付着してしまうこともあります。それを見た患者さんは、どう思うでしょうか？

★診療室内ではこの化粧は避けたほうがよいと思います（もちろん、診療後のメイクは問題ありませんよ）。

筆者の5段階評価
- 派手さ　★★★★★
- 健康度　★★★☆☆
- 好感度　★☆☆☆☆
- 信頼度　☆☆☆☆☆
- 推奨度　☆☆☆☆☆

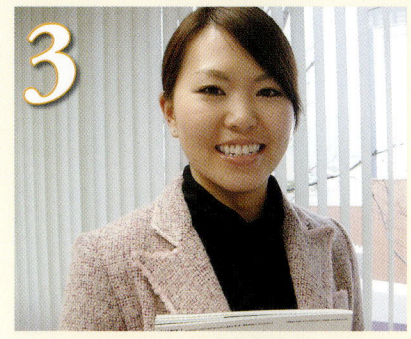

3の化粧　○と×
- ○ナチュラルメイクよりもすこしメイクをプラスすることで、雰囲気もがらりとかわります。
- ○仕事の目的に合わせて、化粧に強弱をつけるのはグッドアイディアといえるでしょう。
- ○診療時にも対応できる程度の化粧バランスを探してみましょう。

★研修会などへの参加、発表に臨む際などにも使える化粧です。

筆者の5段階評価
- 派手さ　★★★☆☆
- 健康度　★★★★★
- 好感度　★★★★★
- 信頼度　★★★★★
- 推奨度　★★★★☆

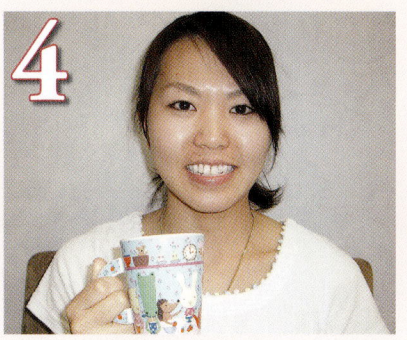

4の化粧　○と×
- ×素肌美人は魅力的ですが、体調がすぐれない日は、負のイメージが顔色に表れてしまいます。
- ×「健康回復・維持増進」を提供する診療室で、もし負の印象を与えてしまったら、それこそ診療室のマイナスイメージにつながります。

★アレルギーなどでやむを得ない場合を除いて、身だしなみのひとつとして、化粧は不可欠だと思いますよ。

筆者の5段階評価
- 派手さ　☆☆☆☆☆
- 健康度　★★★☆☆
- 好感度　★★★☆☆
- 信頼度　★★☆☆☆
- 推奨度　☆☆☆☆☆

ここからはじめるベーシックアシスタントワーク

プロならば指先にもこだわろう

　あなたは、歯科医師のアシスタントや受付業務、そして担当患者さんのメインテナンスも行うオールマイティな歯科衛生士さんです。そんなプロフェッショナル歯科衛生士のあなたの指先は、下の1～4のなかのどれですか？

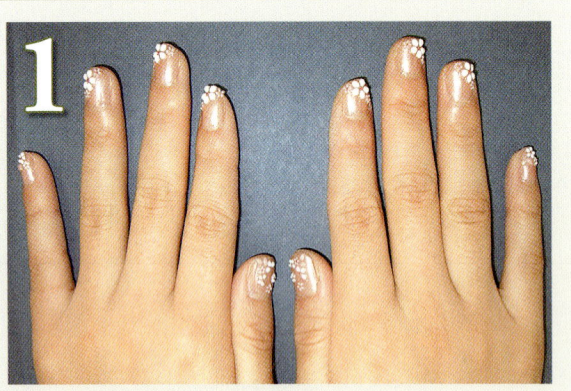

私の指先のポイント
・ネイルアートって、かわいいですよね。
・あまり派手なネイルアートはまずいと思うけれど、これくらいならグローブをするから大丈夫じゃないかしら。

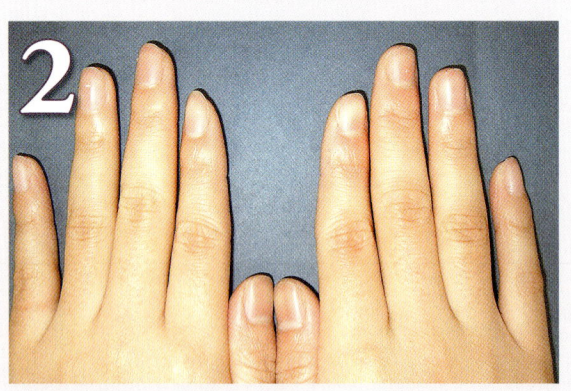

私の指先のポイント
・やはり清潔感が一番！
・無駄な爪はしっかりカットして、どんなシチュエーションでも対応できるようにしています。

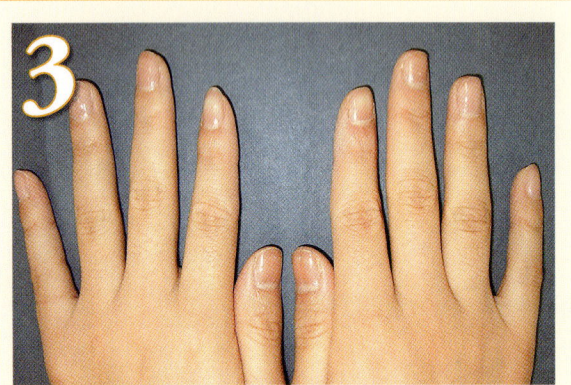

私の指先のポイント
・やはり女性ですから、髪と爪には気を使いたいです。
・もちろん、派手にするつもりはありません。透明なコーティングや磨いてツヤを出して、清潔感・健康を演出しています。

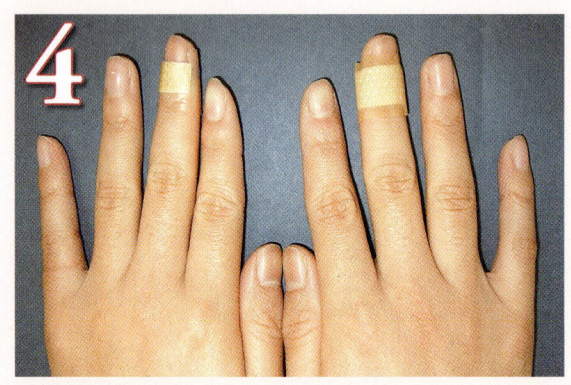

私の指先のポイント
・失敗しました。指先、切っちゃいました。
・グローブをするから、絆創膏で傷口をふさいでおけば、問題はないと思っています。

「グローブしているから安心」というわけではありません

　診療室であなたが患者さんに見せる指は、グローブの有無による2つの表情があります。グローブを着用することで衛生面では問題は生じませんが、印象面ではどうでしょうか？

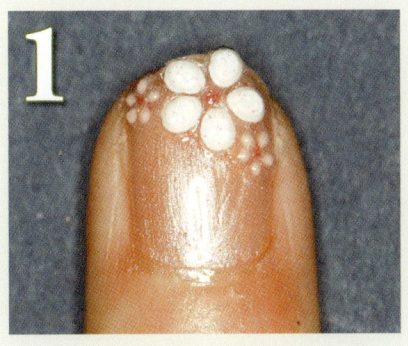

1の指先　○と×
- ×グローブをつけるので、患者さんの口腔内に落ちるなど問題はないかもしれませんが、粘膜の排除時に触れたりすると、グローブ越しでも患者さんに違和感を与えてしまうでしょう。
- ×いくら手指洗浄を念入りに行ったとしても、汚れが残ってしまう可能性があります。
- ★診療時には避けるべきだと思います。小児歯科の受付などでは、なごみ要素として使える場合もあるでしょう。

筆者の5段階評価
- 機能性　☆☆☆☆☆
- 清潔感　☆☆☆☆☆
- 安全性　☆☆☆☆☆
- 好感度　★★☆☆☆
- 推奨度　☆☆☆☆☆

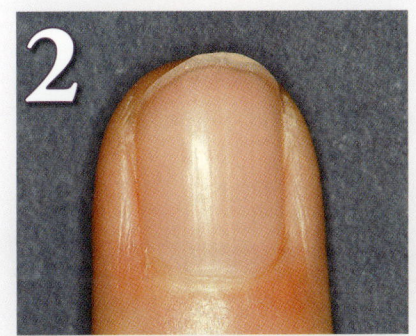

2の指先　○と×
- ○もっとも基本的な指先といえるでしょう。
- ○グローブ越しに見える爪の印象や感触に問題はまったく生じないでしょう。
- ★診療時の指先の基本形と考えてよいと思います。種々の作業に差し支えない程度の爪の長さ、丸みなどを追及してみましょう。

筆者の5段階評価
- 機能性　★★★★★
- 清潔感　★★★★★
- 安全性　★★★★★
- 好感度　★★★★★
- 推奨度　★★★★★

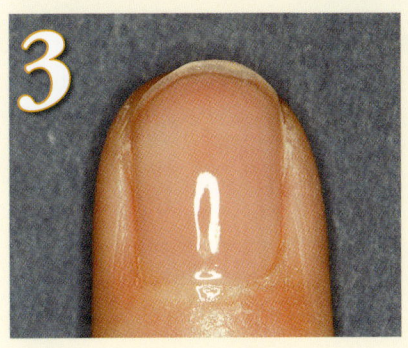

3の指先　○と×
- ○清潔感、健康の演出は、医療者としても女性としても必要不可欠といえるでしょう。
- ×しかし、コーティングは手指洗浄時などに剥がれたり、剥がれかけた状態では不衛生に見えることから、あまり推奨はできません。
- ★コーティングを行うよりも爪を磨いてツヤを出すほうが、より安全・確実になると思います。

筆者の5段階評価
- 機能性　★★★★★
- 清潔感　★★★★★
- 安全性　★★★☆☆
- 好感度　★★★★★
- 推奨度　★★★★☆

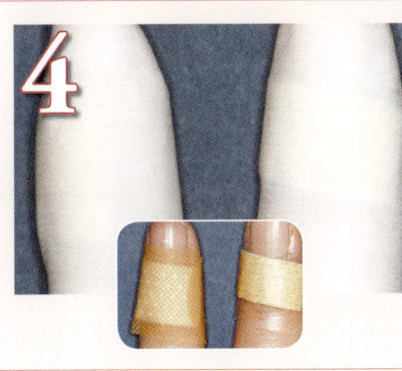

4の指先　○と×
- △けがをしてしまった場合は、絆創膏で対応するしかないでしょう。
- △グローブ越しとはいえ、口腔内に触れることを考えると、違和感を感じさせないような絆創膏を選びたいものです。
- ★左右の指の絆創膏の違い、わかりますか？　右側のような凹凸を最小に抑えられる形状、サイズを選択するとよいでしょう。

筆者の5段階評価
- 機能性　★★☆☆☆
- 清潔感　★★☆☆☆
- 安全性　★★★☆☆
- 好感度　★★☆☆☆
- 推奨度　★★★☆☆

快・不快？　香りを考える

香り・においは心に影響を与える

患者さんの鼻の近くで多くの作業をする歯科医療だけに、香りやにおいには敏感になるべきでしょう。特に、香り・においは好き嫌いがあったり、その人の印象や感覚、感情を左右します。

いいかたを変えれば、香りをうまく使うことで、患者さんにリラックスしてもらうこともできるのです。

アロマを有効活用してみよう

歯科医院での主役は患者さんです。患者さんに快適に過ごしてもらえるような香りにこだわるのは、大切なことだと思います。

筆者は、アロマオイルを効果的に用いることをオススメします。術者へのポジティブな効果も期待できますよ。

日常生活でも香りを意識しよう

強めの香水をつけて診療に入る人はいないでしょう。しかしハンドクリームにも種々の香料が含まれていることから、ワセリンやホホバオイルを使用するなど、診療中には注意・配慮したいものです。

また、ストッキングの手洗い時に香水を入れて仕上げたり、入浴後のボディローション、クリームなどのケア用品にもこだわることで、ほのかで自然な香りを演出することもできます。香りは日常生活と密接に関連しますので、意識的に診療と香りについて考えてみましょう。

● 筆者オススメアロマとその効果

- 柑橘系
  グレープフルーツ、オレンジスィート、レモン
  　……空気中の殺菌、強壮作用、リラックス作用、血行促進
  ベルガモット（アールグレイの香り）
  　……殺菌作用
  ネロリ
  　……抗うつ作用
- フローラル系
  カモミールローマン
  　……更年期障害の不定愁訴の緩和作用

● アロマオイルの使いかた

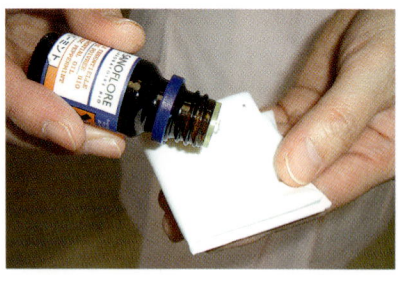 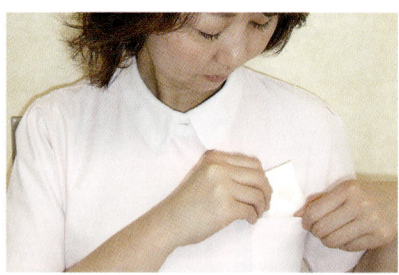

アロマオイルはティッシュに1滴落とし、ポケットに入れておくと、ほのかに香ります。※直接肌につけるのは刺激が強く危険です。紫外線を受けるとアレルギー反応を起こす（光刺激、光毒性）ものもあるからです。

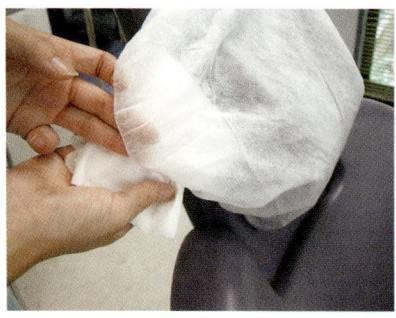

ティッシュに1滴落として、ヘッドレストカバーの中に入れるのも、ほのかな香りを演出します。

表情・視線は非言語メッセージ

表情は、ことば以上のメッセージ

　ことばよりも、表情や態度のほうが2～3倍程度も多くのメッセージが相手に伝わるといいます（メラビアンの法則）。これは、どんなにていねいなことば遣いを心がけても、あなたの表情や態度が伴っていなければ意味がないことを示しています。
　あなたは普段、どんな表情で患者さんとコミュニケーションをとっていますか？

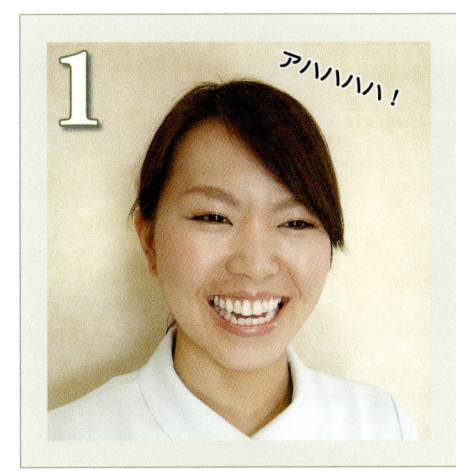
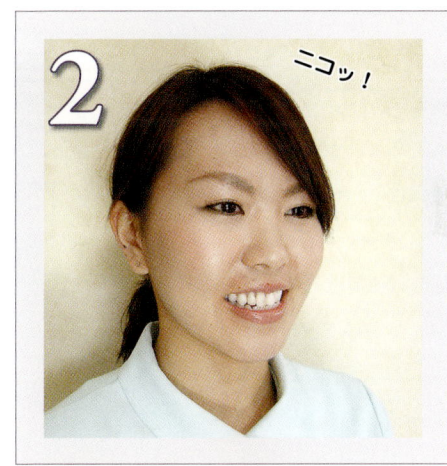
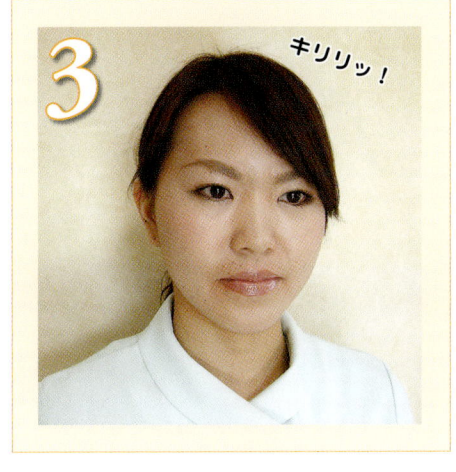
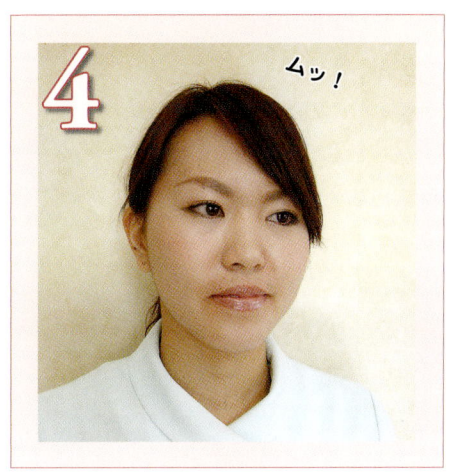

表情が持っているパワー

診療室で患者さんとコミュニケーションをとるときには、どんな表情が求められると思いますか？ たとえば1のように最高の笑顔は必要でしょうか？ やはり3のように真剣な表情で臨むべきでしょうか？

笑顔は患者さんをリラックスさせる効果があると同時に、シチュエーションによっては不信感を与えてしまうこともあります。また、待合室で待っている他の患者さんへの影響も考えたいものです。「治療も終わり満足した患者さんと冗談を言いながら大笑い」は、その患者さんにとってはOKですが、痛みをこらえて待っている患者さんにとっては、「遊んでないで早く！」と思うかもしれません。

表情のコンビネーションでリズムを作ってみよう

検査結果の説明時はやや真剣な表情で「大切なことを伝えている」というメッセージを演出し、「安心してください、一緒にがんばっていきましょう」と笑顔に切り替えて応援する、のように、表情のコンビネーションでリズムを作ると、よりメッセージが患者さんに届きやすくなると思います。

大切なのは、患者さんの不安を解消すること、そして歯科医院を信頼してもらうことです。

なお、上記のように表情はシチュエーションによって効果が変わりますので、右の「著者の5段階評価」は可変します。もちろん、4の「むっつり」は問題外ですが……。

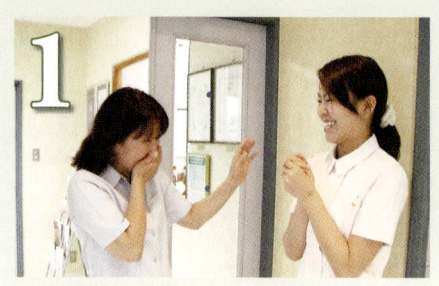

最高の笑顔

筆者の5段階評価
親密さ ★★★★★
信頼度 ★★★☆☆
不快度 ★☆☆☆☆
推奨度 ★★★☆☆

1の表情 ○と×
○治療終了後の見送り時の楽しい会話は、次の来院への楽しみにつながります。
×盛り上がりすぎて、お待ちいただいている他の患者さんに迷惑をかけないようにしたいものです。

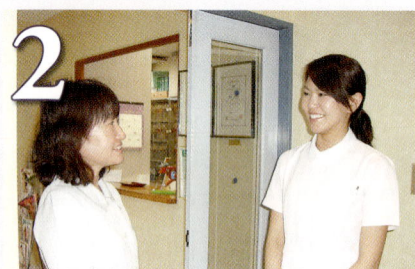

ほほえみ

筆者の5段階評価
親密さ ★★★★☆
信頼度 ★★★★★
不快度 ☆☆☆☆☆
推奨度 ★★★★★

2の表情 ○と×
○一般的な会話は、ほほえみながらの会話がもっとも必要でしょう。
×治療に関係するまじめな話であれば、ほほえみは不信感を与える可能性があります。

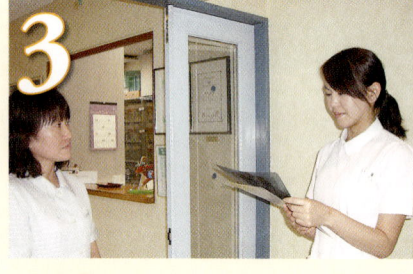

真剣な顔

筆者の5段階評価
親密さ ★★☆☆☆
信頼度 ★★★★★
不快度 ☆☆☆☆☆
推奨度 ★★★☆☆

3の表情 ○と×
○治療に関係する話は、真剣な表情で説明するほうが効果的です。
×ただし、ずっと真剣な顔では暗くなりがち。硬軟つけるようにしましょう。

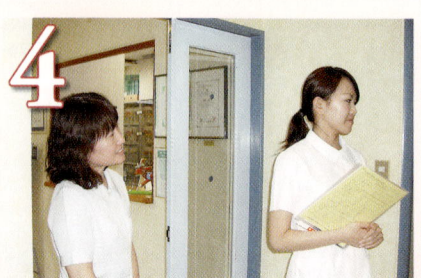

むっつり

筆者の5段階評価
親密さ ☆☆☆☆☆
信頼度 ☆☆☆☆☆
不快度 ★★★★★
推奨度 ☆☆☆☆☆

4の表情 ○と×
×不機嫌な表情でのコミュニケーションは、患者さんに対してとても失礼になります。
×治療前は不安を取り除くため、また治療後は「お疲れ様」の意をこめて、適切な表情で接しましょう。

第1章　立ち居・振る舞い総チェック

マスクをしたままでは、あなたのフレンドリーさもマスキングされてしまいます

　治療中以外のシチュエーションでは、マスクは必ずはずして患者さんとコミュニケーションをしたほうがよいでしょう。

　右の1と2は、どちらも笑顔のつもりですが、マスクをしたままではフレンドリーさが十分に伝わりません。素敵な笑顔ですから、マスクをはずして、表情のパワーを存分に発揮しましょう。

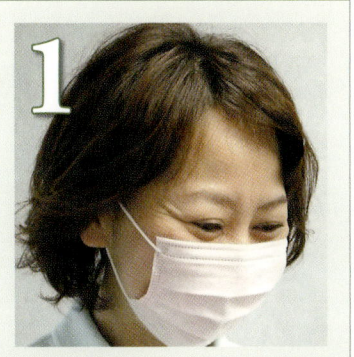

目元を見ればフレンドリーさは十分に伝わりますが、治療中のちょっとした瞬間のコミュニケーション以外は、マスクをはずしたいものです。

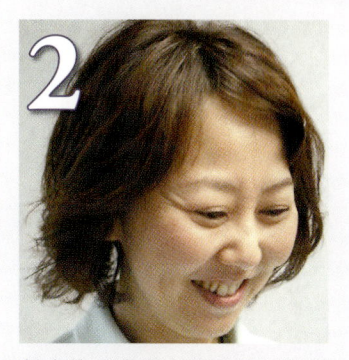

顔全体で表現されるフレンドリーさは、相手を快適な気持ちにすることでしょう。コミュニケーション時はマスクをはずし、表情の力も活用しましょう。

あなたの視線はどこに向いていますか？

　"目は口ほどにものをいう"ということばがあるように、視線には強力な力があります。それゆえ、あなたの視線の位置によって患者さんに与える影響も大きく変わります。

　普段、あなたは患者さんのどこに視線を向けながらコミュニケーションをとっていますか？

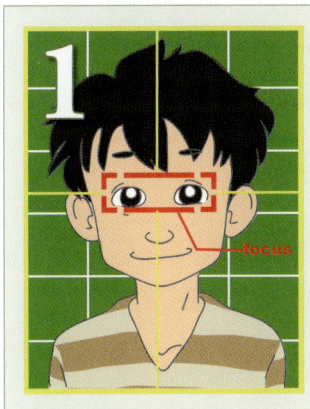

私はここを見ています
・患者さんの目をじっと見ています。
・目と目をしっかり合わせて会話するのは、「コミュニケーションの基本中の基本」ですから！

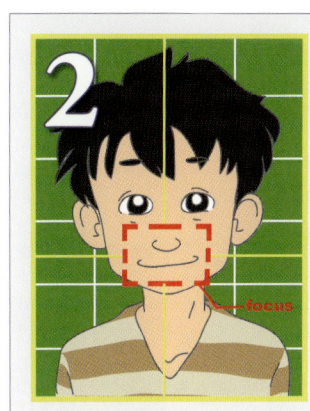

私はここを見ています
・患者さんの鼻から口元あたりを見ながら話をしています。
・患者さんの目をじっと見ていると、プレッシャーを与えている気がするんです。

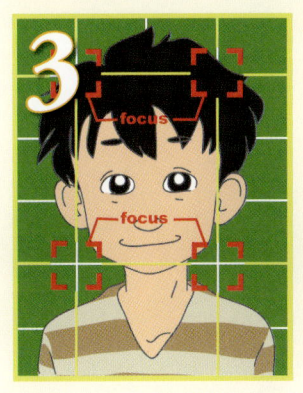

私はここを見ています
・私は患者さんと目を合わすことはほとんどありません。
・だって恥ずかしいじゃないですか、男性患者さんだったりすると。

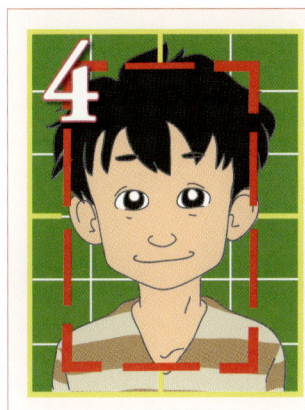

私はここを見ています
・どちらかというと、顔全体をまんべんなく見ています。
・前回とお変わりはないかなど、会話しながら表情を見て、常にアセスメントしなければいけませんから。

25

ここからはじめるベーシックアシスタントワーク

視線は眼～口元あたりが理想的

患者さんとの目線は、できれば合わせたほうがよいです。しかし、ずっと患者さんの眼を見ていると、つよい圧迫感を与えてしまうこともあります。筆者は、患者さんの眼から口元あたりに視線の比重の多くを置いています。

また、4番のイラストのように、患者さんの表情全体も見る習慣も持ちましょう。患者さんの疲れや緊張度など、得られる情報はたくさんあります。

● 視線の領域は眼～口元あたりに

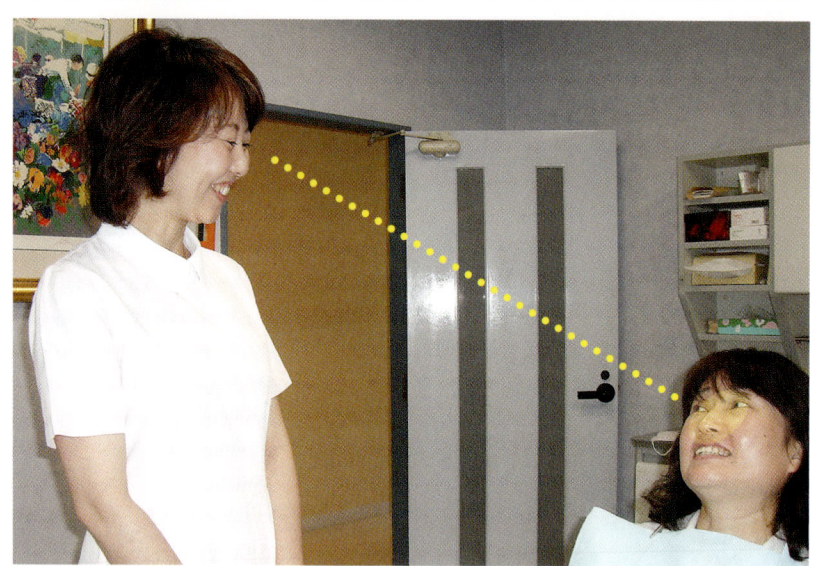

器具準備中などに話しかけられたらどうする？

準備中、さすがにずっと患者さんと会話をしているわけにはいきませんが、だからといってずっと背を向けているのも間違いです。タイミングをみて、患者さんに顔を向けるようにします。

これは「患者さんから目を離さない」という意味でも重要です。

● 準備中に話しかけられたりしたときも、できれば視線を合わせるように

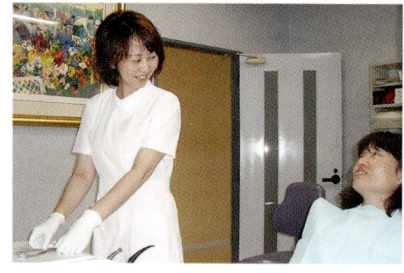 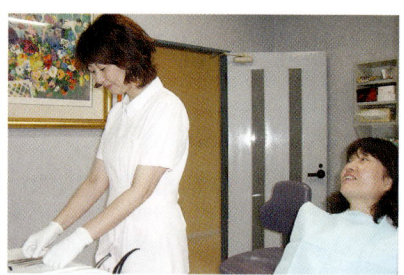

準備も大切、会話も大切。タイミングを見て、適宜患者さんと顔を合わせるようにします。ずっと目を離しているのは、危険防止の観点からもよくありません。
※器具の上で話をするのは、唾液が飛ぶおそれがあるので絶対に避けましょう。

どんなときも患者さんの表情を常にチェックしよう

検査結果の説明やTBI時など、資料や鏡を患者さんと共有することが多々あります。そんなときも、患者さんの表情は常にチェックしましょう。

患者さんがしっかりと聞いてくださっているか、理解しているかなどを表情から察知して、説明するポイントを変えたりします。

● 資料や鏡を一緒に見るときは、視線を同じ方向に向けることもあります

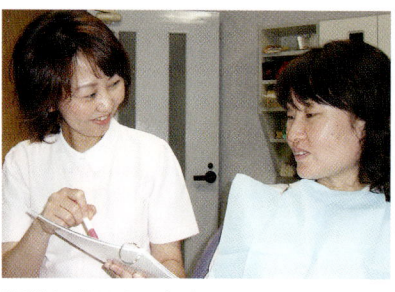 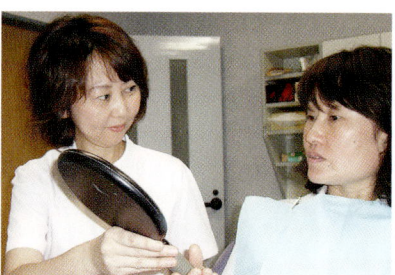

資料を説明するときは、資料と患者さんを交互に見るようにしましょう。

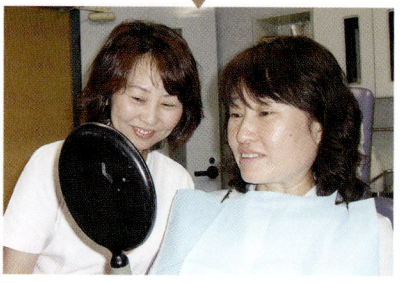

鏡を一緒に見るときは、鏡の中の患者さんと話すようにしたり、ときどき患者さんの顔に視線を戻したりしながら話をします。

新人だからこそマスターしたい
接遇・応対のベーシック

あいさつに求められるポイント6

　接遇・応対の基本は、あいさつにあります。あいさつは、患者さんを第一優先に考える歯科医院の姿勢を伝える最初の一歩であり、また患者さんが抱いている不安な気持ちなどを和らげる効果も期待できます。
　下記の6つのポイントは、筆者が考える「あいさつに求められるもの」です。

1 患者さんそれぞれに最適なあいさつができているか？

2 立ち居・振る舞いに気を配ったあいさつをしているか？

3 患者さんの顔をしっかりと見てあいさつをしているか？

4 イキイキとした明るい表情を心がけてあいさつしているか？

5 ハキハキと応えるようにしているか？

6 ていねいな口調で、適切なことばを選んでいるか？

それではひとつずつ、解説していきましょう。

ここからはじめるベーシックアシスタントワーク

1．患者さんそれぞれに最適なあいさつができているか？

すべての患者さんに同じあいさつでよいわけではありません。来院される患者さんは、年齢、性別、社会上の立場など十人十色です。

社会的地位の高い人（特に男性）にはきちんとあいさつやほほえみで対応することが多いですが、子どもや高齢者にはやさしい笑顔に加えて、スキンシップする（肩に手を触れたりする）こともよいかもしれません。

2．立ち居・振る舞いに気を配ったあいさつをしているか？

場合によっては、すれ違いざまに患者さんを見送ることもあります。そのようなときはちょっと立ち止まり、マスクをさっとはずして軽い会釈とともに「お大事に…」のことばを忘れずにしたいものです。忙しいからといって歩きながらあいさつをすますのではなく、女性らしくていねいな立ち居・振る舞いを忘れずにしたいところです。

3．患者さんの顔をしっかりと見てあいさつをしているか？

担当した患者さんを見送るときなどは、心をこめて「お疲れ様でした」とねぎらいのことばをかけたいものですが、このときこそ患者さんの顔を見てしっかりアイコンタクトを取りながら伝えるようにしましょう。「今日は少し治療時間が長かったですね」のようなメッセージは、顔を向けて発信することで、真のねぎらいの気持ちが伝わることばになります。

● あなたの歯科医院にはどんな患者さんが来院していますか？

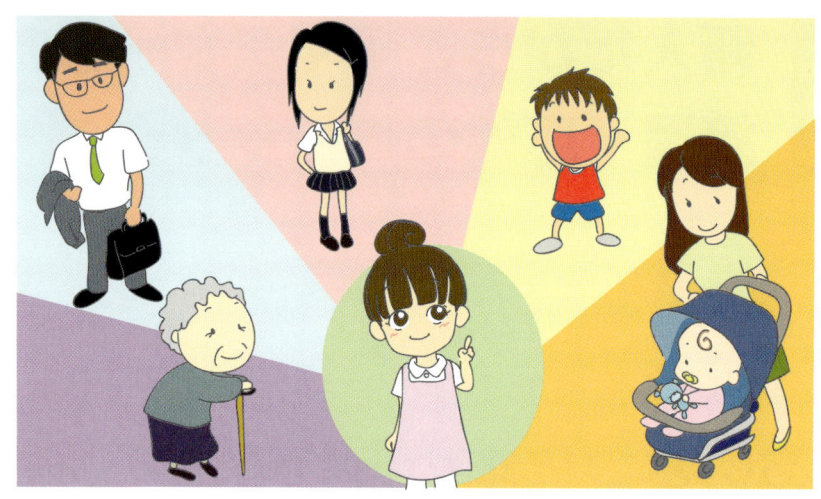

● 忙しくても立ち止まって、しっかりあいさつを

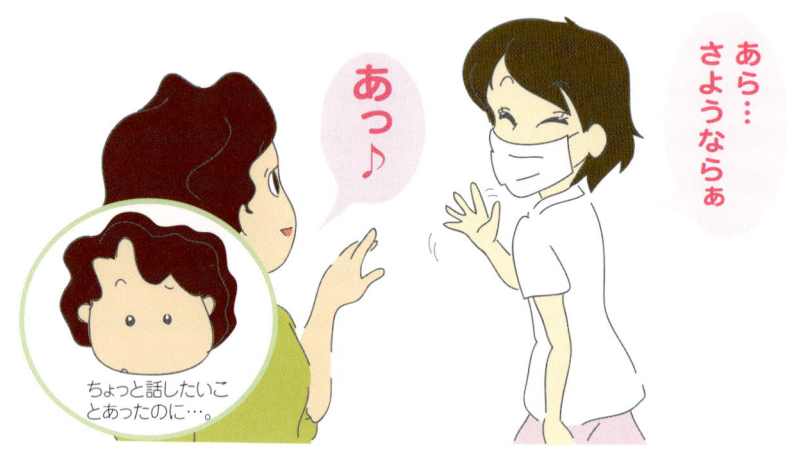

● あいさつにはアイコンタクトが欠かせません

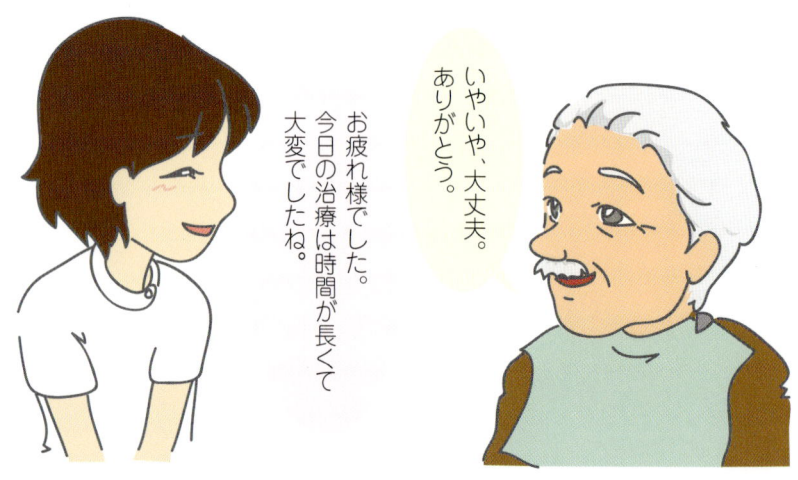

4．イキイキとした明るい表情を心がけてあいさつしているか？

患者さんから元気そうだな、と思われるくらいの明るさであいさつしましょう。自分に自信がないと声も小さく、伏し目がちになります。暗い表情＆小さい声のあいさつでは、患者さんは不安な気持ちになります。

イキイキとした表情＆はっきりとした発声＆程よい大きさの声を意識しましょう。

● あなたの表情ひとつで、患者さんの不安な気持ちも解消されます

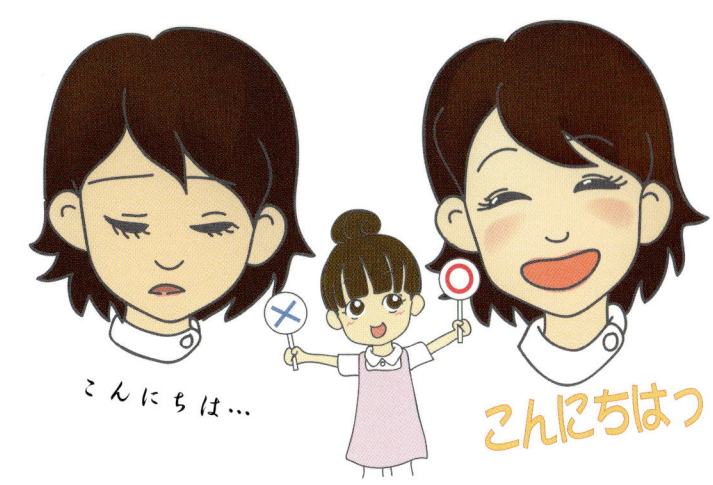

5．ハキハキと応えるようにしているか？

わかりやすいことばで、ハキハキとしたあいさつや対応が求められます。注意事項などははっきり伝えることが大切です。

また、質問などされた場合、自分では答えることができないことは、はっきりと「少しお待ちいただけますか」「先生に確認してからご説明いたします」と、あいまいにしないようにしましょう。

● 不明瞭なことばは、相手を不安にさせてしまう

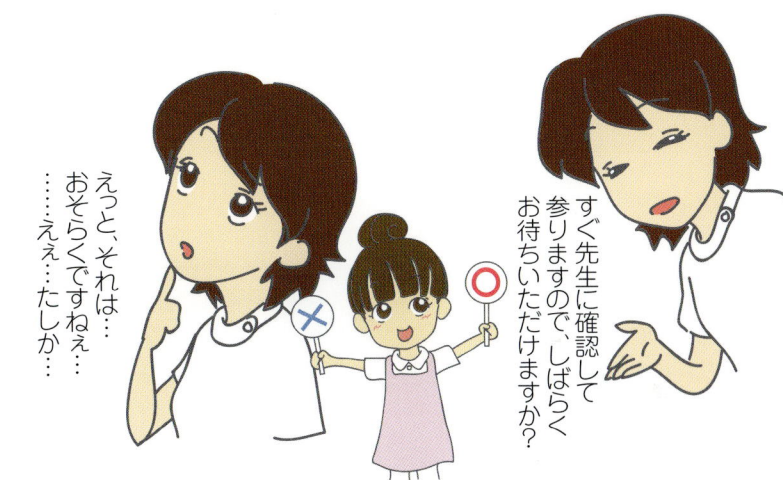

6．ていねいな口調で、適切なことばを選んでいるか？

普段のあいさつにひと言加えることで、歯科医院のイメージアップや患者さんの緊張をほぐすきっかけにもなります。そしてそのひと言が今後のコミュニケーションをよりよいものにしてくれます。

目の前の患者さんやシチュエーションを常に考えながら、プラスひと言を交えてあいさつしてみましょう。

● プラスひと言で、患者さんとの距離がぐっと縮まることも

- おはようございます。今日はお天気が崩れそうですが、お車で来院されましたか？
- こんにちは。前回の治療はお時間がかかってしまいましたが、大丈夫でしたか？
- こんばんは。お仕事の帰りで、おなかがすいていらっしゃいませんか？
- お大事になさってください。どうぞお気をつけてお帰りください。
- お疲れ様でした。緊張されたようですね。少しずつ慣れていくといいですね。

ここからはじめるベーシックアシスタントワーク

ことば遣い＝心の気遣い

　ことば遣いひとつとっても、こちらの意図することが効果的に伝わらなかったり、患者さんを不快にさせてしまうことがあります。患者さんに伝わることば遣いの根底にあるものは、患者さんに対する心の気遣いに他なりません。
　ここでは、3つの観点からことば遣いについて考えてみましょう。

声の出しかた・トーン

【基本は「ゆっくり」を意識して】
　日常臨床では、あれもこれも……と忙しいのが常だと思います。そんなときに話をすると、必然的に早口になりがちです。私たちからのメッセージはどれも患者さんに伝えなければならない大切なものですから、話し始めるときは「ゆっくり」を意識するようにします。ひと呼吸おくようにするとよいですよ。

【トーンを少し上げてはっきりと】
　はっきり発声しないと、患者さんには自信がないように思われてしまいます。患者さんによっては「ワラをもすがる」気持ちで来院されているわけですから、不安な思いをさせるような声の出しかたは NG です。
　少しトーンを上げると明るく聞こえます。「ゆっくり」と一緒に意識して発声するようにしましょう。

【濁音はきつく聞こえがち】
　ゆっくり＆トーンを上げて発声しても、濁音はきつく聞こえてしまいます。「…で・すが」「…け・ど」などは、患者さんにとって強く印象に残りやすいことばになります。
　濁音を発声する際は、きつく強く聞こえないように意識して、発声するようにしましょう。

豊富なボキャブラリー

【最新の話題にレーダーを！】
　患者さんとのコミュニケーションは、疾患や治療法など歯科に関する話題だけでは不十分なことが多々あります。患者さんの不安を取り除いたり、歯科医院に継続して楽しく来院してもらうためには、患者さんに合った会話ができるようになりたいものです。
　そのためにも、情報は常に豊富に

幅広く集めましょう。最低限、毎日の新聞やベストセラー本、映画などの情報はリサーチしておくようにしましょう。
　また、自分が知らない世界の話であれば聞き役に徹し、「勉強になりました」と応えるのもよいでしょう。

【専門的なことは深く理解して】
　歯科衛生士は、患者さんにとって

歯科医師よりも身近な存在だといわれます。それゆえ患者さんからの質問を歯科衛生士が受けることも多々あることでしょう。
　歯科衛生士の業務範囲のことはもちろん、歯科医師の治療内容やコンセプトについても深く理解し、患者さんにわかりやすく説明できるようにしておきたいものです。

相手を尊重した伝えかた

　診療室では、うがいやエックス線撮影室への移動など、患者さんに指示を出すときがあります。それらは必要不可欠な指示ですが、命令しているような印象を与えかねません。
　何かをしてほしいときには、疑問文にすることで命令口調を和らげることができます。さらに「クッションことば」を活用することで、表現をやさしくすることができます。

【クッションことば】
・恐れ入りますが…
・よろしければ…
・申し訳ありませんが…
・失礼ですが…

【活用例】
★院長の手があくまで、お待ちください。
→申し訳ありませんが、院長の手が

あくまでもう少しかかりそうです。お待ちいただけますか？
★エックス線写真を撮りますので、こちらへいらしてください。
→恐れ入りますが、エックス線写真を撮りますので、こちらへ移動していただけますでしょうか？

　このようないい回しを加えることで、グッと印象は変わります。

2

患者さんの不安解消！
診療前のホスピタリティ
向上テクニック

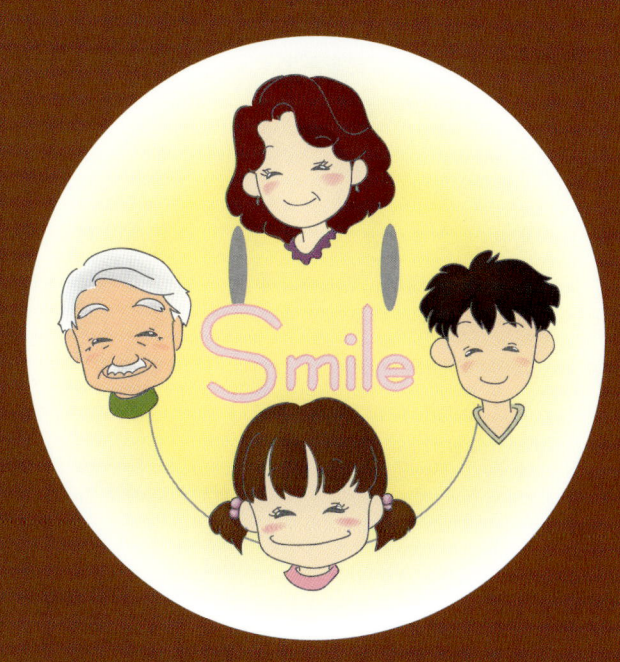

待合室にいる患者さんは
どんな気持ちで待っている？

患者さんは大きな不安を抱いています

　歯科医院に来院された患者さんの目的はさまざまです。メインテナンスで来院された患者さんは、なじみの歯科衛生士さんやスタッフがいることから、緊張することなく来院されていることが多いでしょう。しかし何か不自由を感じて来院された患者さんでは、どんな診断を受けるか、どんな治療が待っているか、不安でなりません。特に初診患者さんでは、その歯科医院の雰囲気や先生やスタッフの印象など、すべて初めての経験になります。つまり、不安や緊張は最高潮になっていると考えるべきです。

　私たちは、「待合室で待っている患者さんは何かしら不安を抱いている」と考え、その患者さんの困りごとを解消することを目指すようにしたいものです。

患者さんの不安は、あなたの力で解消できる

　さて、患者さんの不安を解消するものは、いったい何でしょうか。歯科医師の技術、痛くない治療、「心配するほど重篤ではない」という事実など、さまざまでしょう。

　しかし、診断や技術にも勝る「不安解消」のワザがあります。それは、「この歯科医院は患者さんのサポートに全力を挙げています」という、心構え、精神をもって患者さんに接することです。

　どんなに技術が優れた歯科医院でも、患者さんの気持ちを汲むことができなかったり、器具の準備や扱いが粗雑であったりすると、「この歯科医院に任せて大丈夫なのだろうか」と、患者さんの不安は増加します。これでは、どんなに最良の治療やケアを提供できる力を持っていても効果はぐっと小さくなるでしょう。

　こう考えると、待合室の患者さん導入から帰宅の見送りまで、すべてにかかわる歯科衛生士やスタッフの役割はとても大きくなります。

　あなたの行動や配慮などが、患者さんの不安を解消することもあれば、増加させてしまうこともあるのです。

第2章 患者さんの不安解消！ 診療前のホスピタリティ向上テクニック

ホスピタリティ向上テクニック①
待合室から診療室（チェア）へ患者さんを誘導する

診療は「名前を呼ぶ」ときから始まっています

①「患者さんの名前を呼ぶ」それは良質な立ち居・振る舞いが求められる瞬間です

　治療やケアのスタートは、チェアサイドからではありません。患者さんを診療室やチェアに誘導するとき、つまり名前を呼ぶ瞬間から始まっています。
　ここでは、第1章で解説してきたすべての要素が必要になります。あなたの患者さんの名前を呼ぶ姿勢や表情、声のトーンは、患者さんの不安を解消することができる状態でしょうか？
　院長から叱られたことを引きずって、態度にイライラ感が漂っていたりしていませんか？　あなたにとっては「今日〇人目」の患者さんでも、患者さんからすれば「今日最初の歯科医院」です。
　患者さんに快適に過ごしていただくために、名前を呼ぶその瞬間から気を抜くことがないようにしましょう。

● 姿勢・カルテの持ちかた・表情・発声　すべての要素が求められます

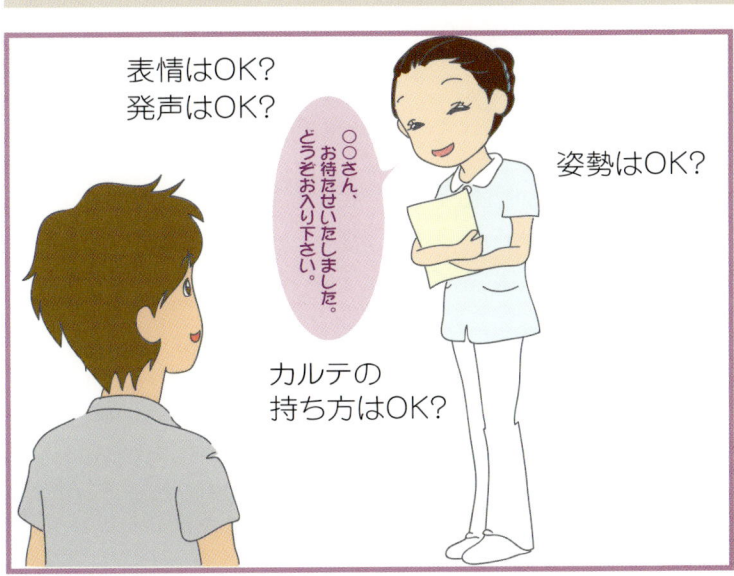
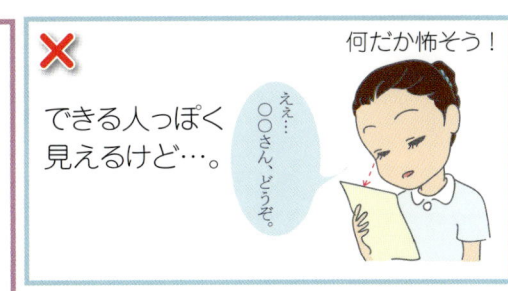
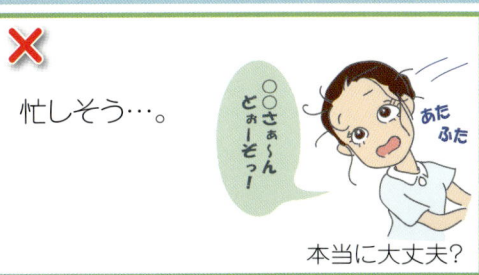

　「名前を呼ぶ」ことは、今日の診療の最初の一歩としてとても大切なものです。第1章で学んできたことがすべてここで求められるといっても過言ではないでしょう。患者さんの顔を見ていない、何か他のことをしながら名前を呼ぶなどは、患者さんにとって失礼にあたります。

33

② 患者さんの状態に合わせて、プラスアルファの配慮をしよう

診療室には聴覚に障害をお持ちの患者さんや、耳が遠くなってきた高齢患者さんも来院されます。

そのような患者さんの名前を呼ぶ際は、患者さんの近くにまで出向き、患者さんの肩にそっと触れながら、声をかけるようにするとよいでしょう。

また、高齢患者さんや怪我をしている患者さんなど介助の必要性がある場合も、同様に患者さんの近くに出向いて声をかけ、介助する意思を患者さんに伝えることも大切なプラスアルファです。

付き添いの方がいる場合には、ご安心いただくようその方へも説明したり、チェアサイドまでご一緒いただくのもよいでしょう。

● 聴覚障害のある患者さんに声かけをするときには

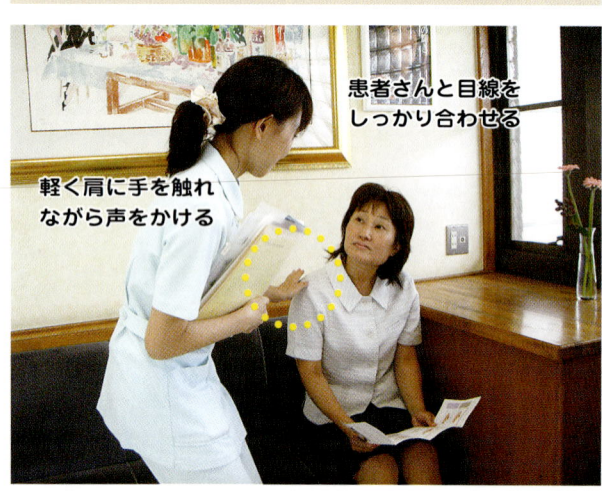

声をかける際、少し膝を曲げて腰を落とすと、女性らしくていねいな所作に見えます。

● 高齢患者さんには近くまでお迎えにあがる

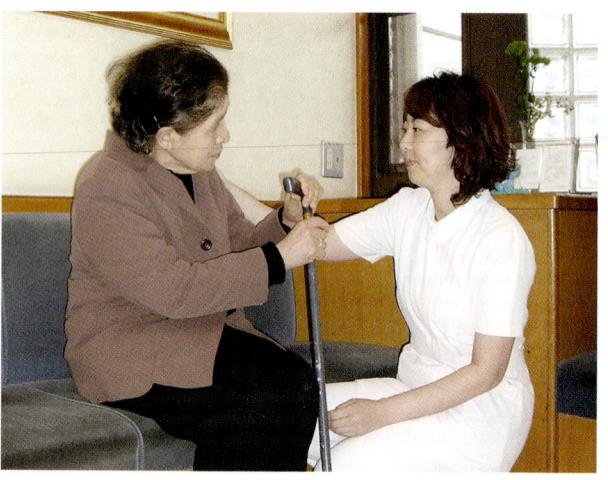

高齢患者さんが今後ますます増えてくることは間違いありません。介助技術の習得も必須事項でしょう（高齢患者さんの誘導などについては、P92を参照）。

③「歯科医院の都合で、患者さんを待合室で待たせてしまった」……患者さんへの謝罪はしっかりと

どんなに気をつけていても、急患や治療内容の変更など、治療時間が伸びてしまい、後のアポイントに影響を与えてしまうこともあります。

患者さんは予定どおりに来院しているのに、どうしても待たせてしまう場合は、必ず患者さんに謝罪し、その後の予定に響かないか確認しましょう。

● 謝罪のことば実践例

・ ご予約の時間にいらしていただいたのに、お待たせして申し訳ありません。あと○分くらいで院長が参りますが、お時間は大丈夫でしょうか？

・ 申し訳ないのですが、院長の手が離せないので、もう少しお待ちいただいてもよろしいでしょうか？

・ 申し訳ないのですが、少し治療時間がずれているので、お待ちいただいています。お時間は大丈夫でしょうか？

あなた本人だけではなく、受付スタッフなども敏感に状況を察知して、患者さんにひと声かけるようにしましょう。

診療室（チェア）への誘導は明確な指示とともに

① 誘導の基本は明確な「先導」「方向指示」

診療室には、複数台のチェアが設置されています。歯科医院によっては、完全個室であったり、パーティションで区切られていたりすることもあるでしょう。どちらにしても、「どこに患者さんに来てもらいたいか」を明確に示すことが必要です。

・空いているチェアは1台しかないからわかるだろう

・他の患者さんが治療しているからわかるだろう

という考えは、歯科医院側の論理ですので、十分に注意しましょう。

● 診療室（チェア）への誘導・基本形

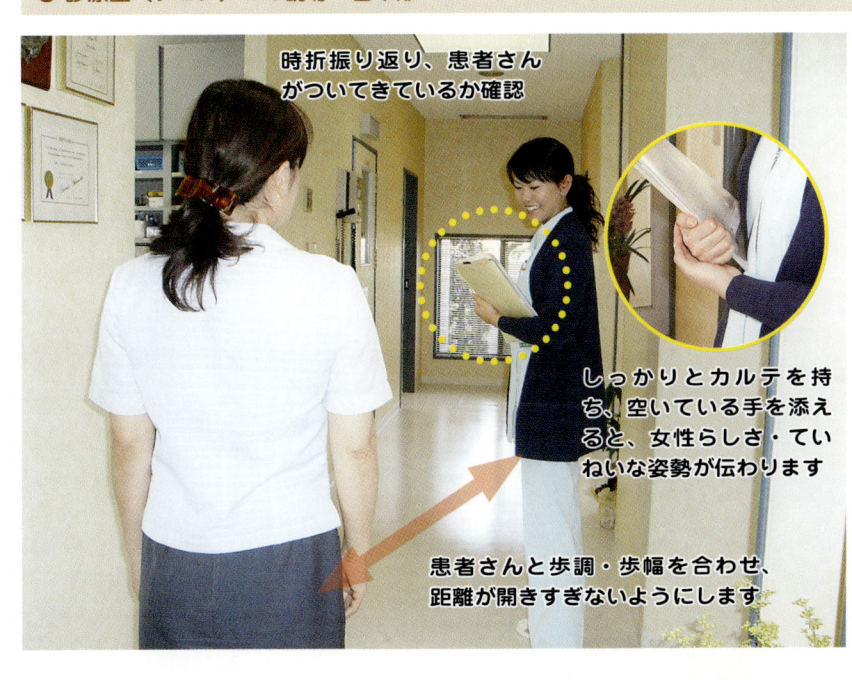

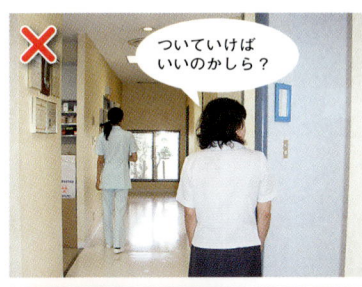

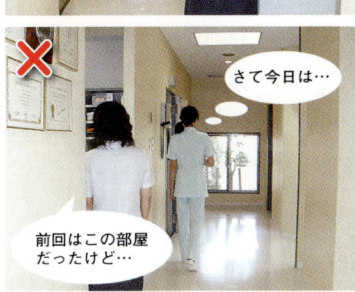

時折振り返り、患者さんがついてきているか確認

しっかりとカルテを持ち、空いている手を添えると、女性らしさ・ていねいな姿勢が伝わります

患者さんと歩調・歩幅を合わせ、距離が開きすぎないようにします

✕ ついていけばいいのかしら？

✕ さて今日は…
前回はこの部屋だったけど…

患者さん不在の誘導。患者さんは「ついていけばいいのか？」と不安な気持ちで戸惑うことでしょう。

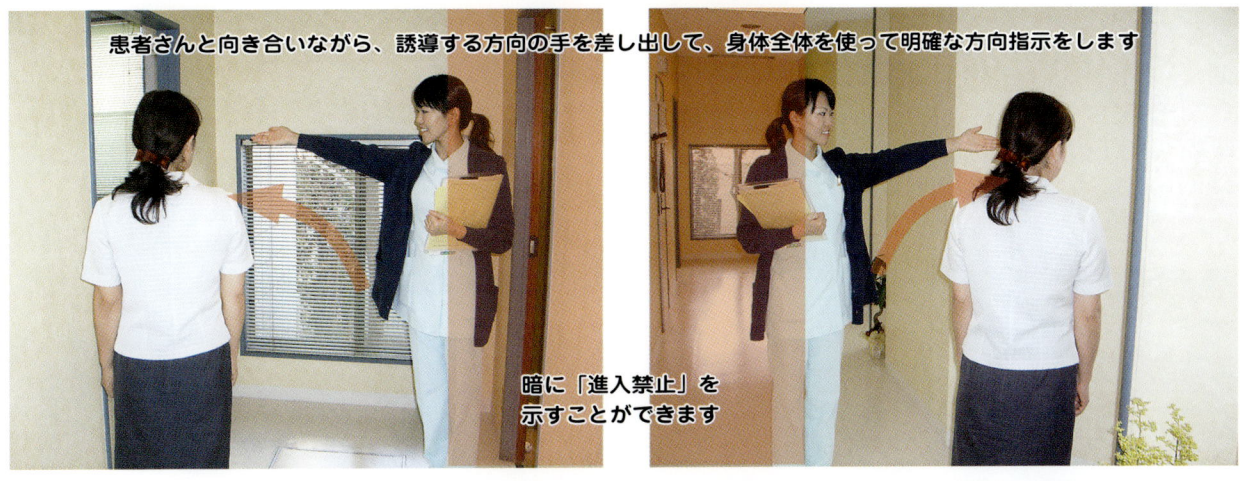

患者さんと向き合いながら、誘導する方向の手を差し出して、身体全体を使って明確な方向指示をします

暗に「進入禁止」を示すことができます

※介助が必要な患者さんが来院されることが前もってわかっている場合は、待合室に近い場所に誘導できるよう、アポイントの調整を図るようにしましょう。

ここからはじめるベーシックアシスタントワーク

② チェアへの着席誘導も、「明確な指示」が必須

診療室（パーティション）に入ったら、まず確認を！

　チェアに座っていただく前に、ぱっとチェア周囲に危険物がないか、確認します。

　ひとつ前の診療終了時に後片付けをしているはずなので、使用済み器具や汚染物が残っていることはないと思われますが、患者さんを受け入れる体制が整っているかどうかを改めて確認する習慣をつけましょう。

　清潔感が患者さんに伝わるような状態で、患者さんを迎えたいものです。

● チェア周囲の再確認事項

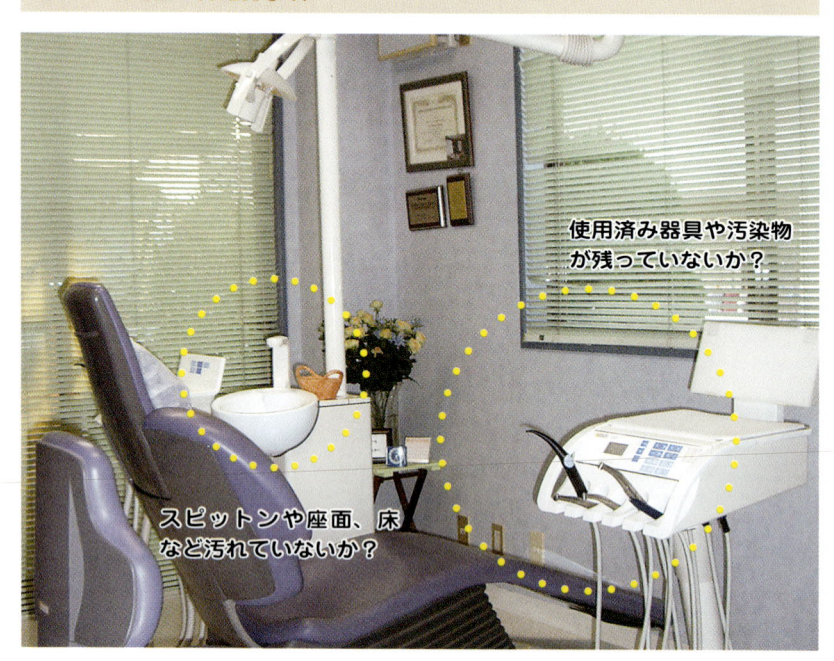

使用済み器具や汚染物が残っていないか？

スピットンや座面、床など汚れていないか？

患者さんが座りやすい状態に、チェアをセッティングします

　患者さんをチェアサイドに誘導したら、患者さんが安全かつ座りやすい状態に、チェアをセッティングします。

　具体的には、
・ライトを患者さんの頭に当たらないような位置に移動する
・ブラケットテーブルとチェアのあいだを離して、スムーズに座れるようにする

ようにします。

● 安全かつ座りやすい状態にチェアをセッティングする

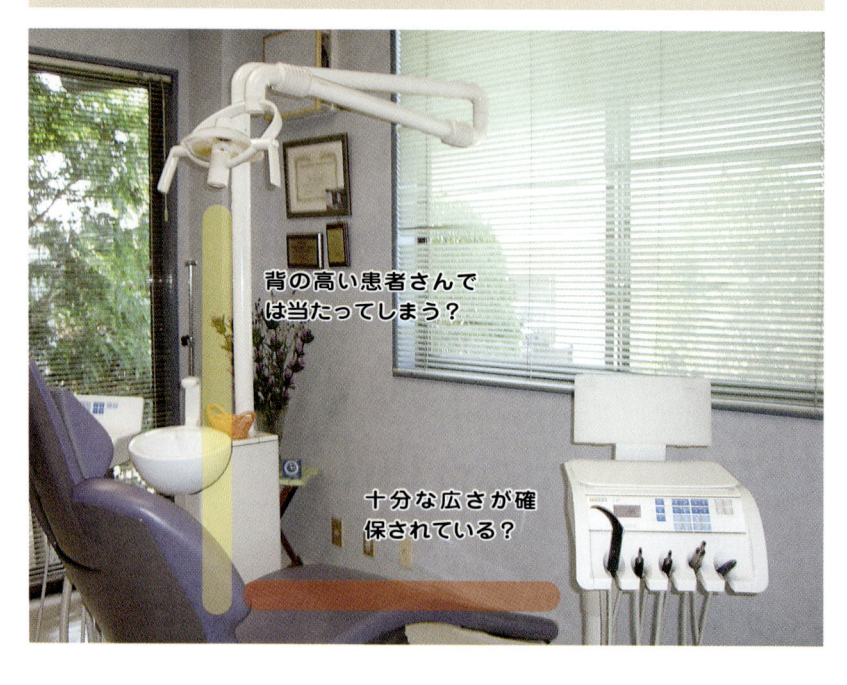

背の高い患者さんでは当たってしまう？

十分な広さが確保されている？

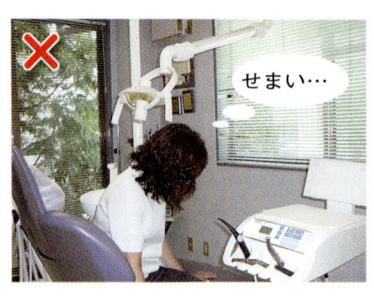

✗ せまい…

導入時にセッティングを行わずに患者さんに座ってもらおうとすると、狭いためとても危険な状態になります。

第2章 患者さんの不安解消！ 診療前のホスピタリティ向上テクニック

患者さんには明確な指示を出す

「チェアまで到達すれば、あとは座るだけ」と思うのは歯科医院側の論理です。

患者さんの中では、

- もう座っていいの？
- 荷物はどうすればいいの？
- 靴やスリッパは履いたまま？

とさまざまな考えが巡ります。

チェアに座っていただく際も、明確に指示を出しましょう。

高齢患者さんの場合、着座時に転倒する恐れもありますので、介助が必要になることもあります（P92参照）。

● 明確な指示を出してチェアへの着席を誘導する

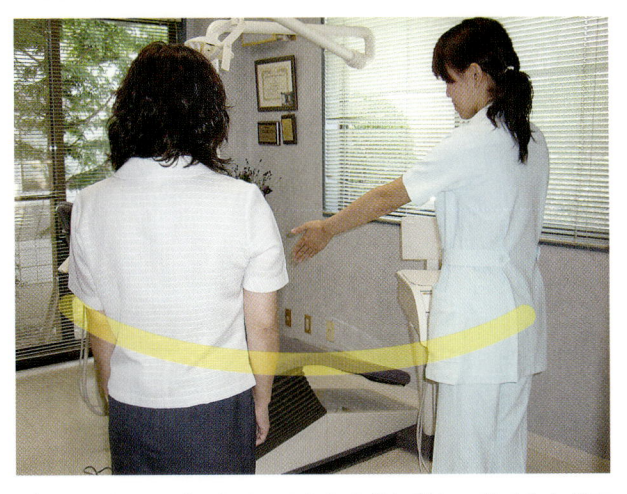

ブラケットテーブルをチェアから十分に離し、患者さんが座りやすい広さを確保します。チェアに座っていただく際は、チェアへの入りかた、着座面、着座時の注意点などを明確に指し示すようにしましょう。

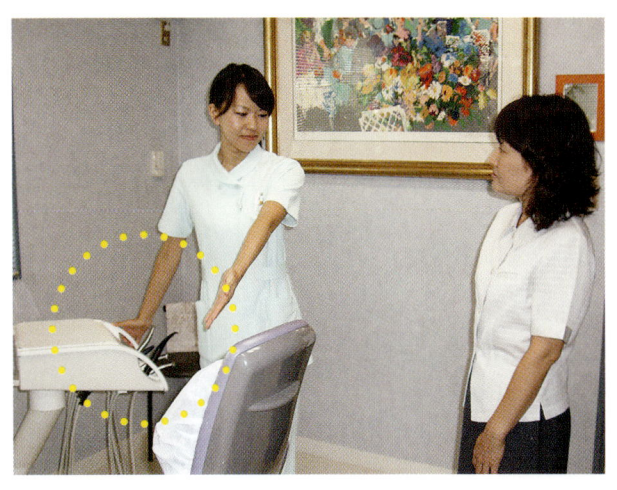

高齢患者さんなどでは、不安定なブラケットテーブルにつかまりながら座ろうとされることがよくあります。チェアへの侵入スペースを確保すると同時に、危険防止を図ります。

● NG　指示を出さずに座ってもらおうとすると……

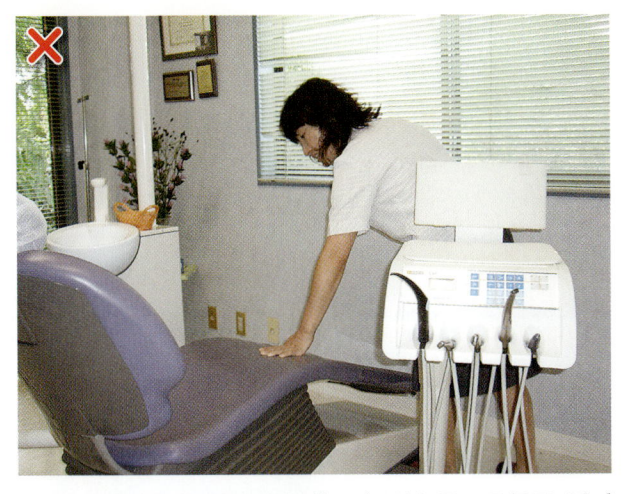

❌ どこから座ってよいかわからず、ぐるりと回って座面に近づいてきた患者さん。このとき、ブラケットテーブル脇の器具やケーブルに引っかかったりする可能性もあります。

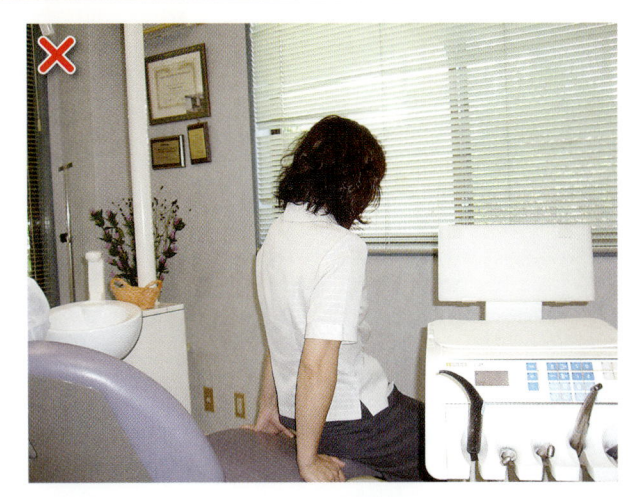

❌ 座面が山状にカーブしているチェアの場合、足もとから座るのは（斜面を登ることになるため）難しいものです。特に高齢患者さんの場合、チェアから転倒する可能性があるので、絶対に避けなければなりません。

ここからはじめるベーシックアシスタントワーク

③ 患者さんの荷物の預かりかた

荷物の取り扱いは、「大切に扱っている」ことが伝わるように

　一般的に患者さんの荷物はチェアまで持参してもらっていることでしょう。

　患者さんの荷物は大別すると
・バッグ、かばんなど手荷物
・メガネなど身につけるもの
・上着、コートなど衣類
の3つでしょう。

　それぞれ適切に管理できる場所を確保することはもちろん、預かる際は「大切に扱っている」という姿勢が伝わるような動作をすることが望ましいでしょう。

● 荷物を受け取る際は、必ず両手を添えるようにする

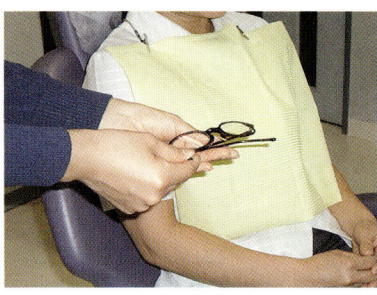

メガネを受け取る際は、手のひらにメガネを乗せてもらい、落ちないようにもう一方の手でフレームを保持するようにします。メガネ入れやトレーを手に持ち、そこに入れてもらうようにするのもよいでしょう。

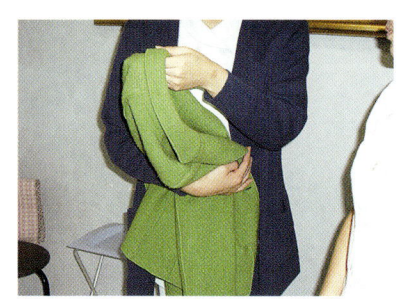

上着を受け取る際、バサッと広がってしまったり、ポケットの中身が散らばってしまわないように、ハンガーまで抱えるように持ったほうがよいでしょう。

荷物の保管は、すべて患者さんの目の届くところに

　患者さんから預かった荷物は、
・診療の妨げにならない場所で
・患者さんの目が届くところ
にて保管するようにします。

　特にメガネは、待ち時間に本を読まれたり、治療内容の説明時などで必要になることもあるので、患者さんの手の届くところに保管できれば理想的です。

● 筆者の歯科医院での、患者さんの荷物保管場所

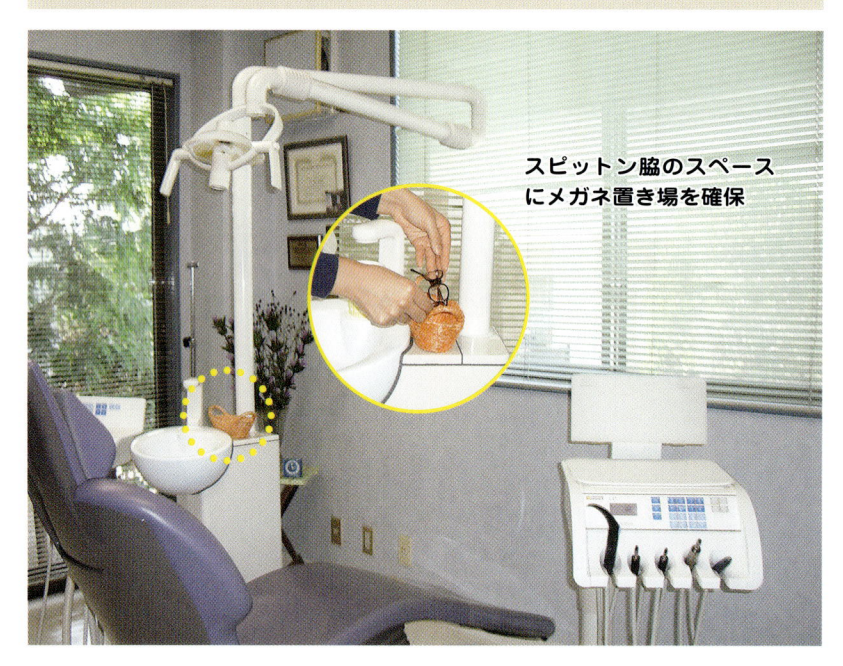

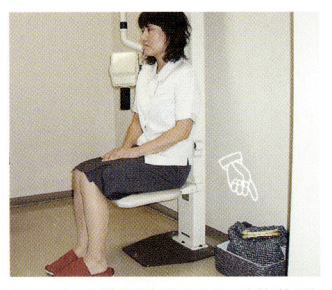

スピットン脇のスペースにメガネ置き場を確保

エックス線写真室にも手荷物置き場を確保して、貴重品を入れていただくようにしましょう。

患者さんの目の届くところに、手荷物置き場を確保しましょう。

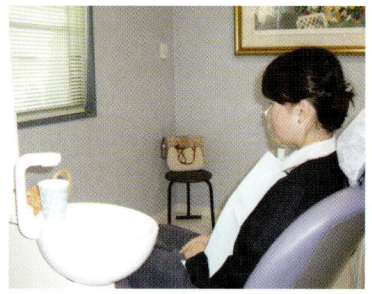

38

④ チェア導入後に行いたい心配り

あなたが暑くても、患者さんは寒いかもしれない

　診療室の室温管理は、きっとどの歯科医院でもルールをきめて行っていることでしょう。しかし忘れがちなのは、常に仕事をして動いているあなたと、チェアに座っている患者さんでは、同じ室温でも感じかたが違う、ということです。特にチェアでじっとしている患者さんにとって、「寒さ」は体調不良にもつながることから、十分な配慮をしなければなりません。

　室温が寒くないか、ブランケットが必要かどうかなどを常に確認する習慣をつけましょう。

ブランケットは四季を問わず用意しておきましょう

　診療室ではブランケットは必需品です。寒さ対策には欠かせないものです。

　「寒さ」は冬場だけの問題ではありません。夏場、汗をかきながら来院した患者さんが、冷房の利いた室内で治療を受けると、汗が冷えて寒くなることもあります。

　また、スカートをはいた女性の足元をブランケットやバスタオルなどで覆うことで、安心して治療を受けてもらうこともできます。こちらから患者さんにひと声かけて、要望に応じていつでもかけられる状態にしておくことをオススメします。

　なお、季節に応じて材質や厚さを変えるようにします（夏：綿素材、冬：厚手のもの、など）。

● 体感温度は、患者さんとあなたでは異なる

動き回る人　　　**じっとしてる人**

「お部屋の温度は大丈夫ですか？ もし寒いようでしたら遠慮なくおっしゃってくださいね。」

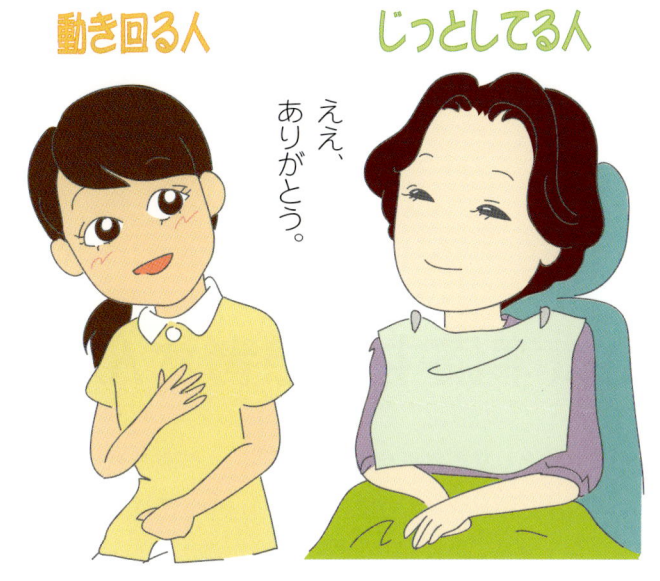

「ええ、ありがとう。」

自分が暑い・寒いと思ったら、患者さんにまず確認しましょう。もっとも活発に動く歯科医師が、気づかぬうちに冷暖房を入切してしまうこともあります。※高齢患者さんでは体温調節機能が弱っていることもあるため、特に気を配るようにしましょう。

● ブランケットもていねいにかけましょう

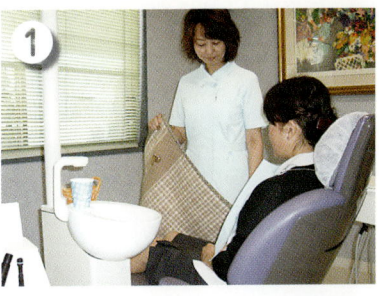

① 「ブランケットをお使いになりますか？」

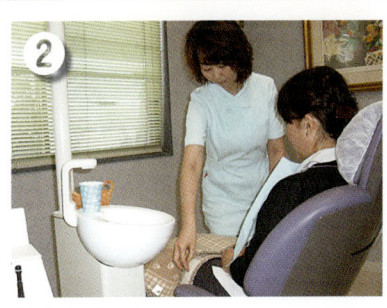

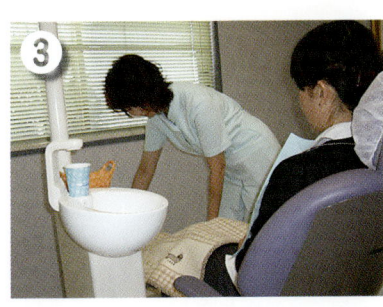

② 「失礼します」

③ 「足もとまでかけてよろしいでしょうか？」

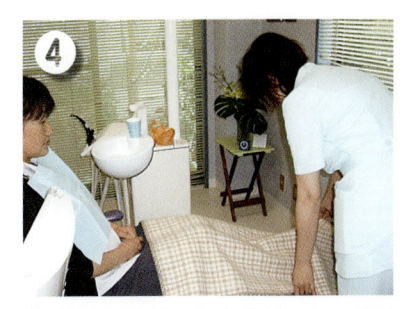

④ ブランケットをかけた後は、しっかり足が覆われているか確認しましょう。

ホスピタリティ向上テクニック②
診療準備　〜エプロン装着・器具準備〜

診療準備中も患者さんを気遣うことを忘れずに

　チェアに座った患者さんは、「いよいよ治療が始まる」といった緊張や不安が高まるものです。その患者さんの気持ちをいかに緩和させつつ、診療準備を迅速かつ適切に行うかが、最大のポイントになります。

　診療準備時のあなたの行動、対応がすばらしいものであれば、患者さんは「きっと治療もすばらしいに違いない」と期待を抱きますが、粗雑な準備では「治療も雑ではないだろうか」と不安を高めることにもなりえます。

　患者さんはあなたの行動をすべて見て、聞いて、感じています。1つ1つの準備においても、常に患者さんのことを気遣うことを忘れずに行いましょう。

　この段階でのあなたの担う役割は、とても重要ですよ。

①「黙々と準備する」よりも「声をかけながら準備する」ほうが、患者さんの緊張は緩和する

　準備は手際よく行いたいものですが、患者さんを導入したチェアでは、「黙々と・テキパキと」行動するよりも、「会話をしながらていねいに」行動するほうが、患者さんの心理的不安を緩和するうえで効果的といえます。ヘッドレストの調整などを行いながら、
・今日はどうなさいましたか？
・前回、治療したところはいかがですか？
など医学的な問いかけはもちろん、天気や社会的な話題などをテーマに声かけしてみましょう。

　なお、ここでの会話は患者さんの今日の状態（体調）を知る機会でもあります。あなたの「観察力」が求められる瞬間といえます。

● 準備①　チェアのヘッドレスト調節

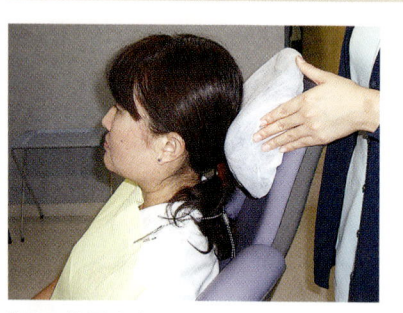

「頭の位置を合わせますので、すこし頭を前によろしいでしょうか」と、必ず声かけしながら調節します。

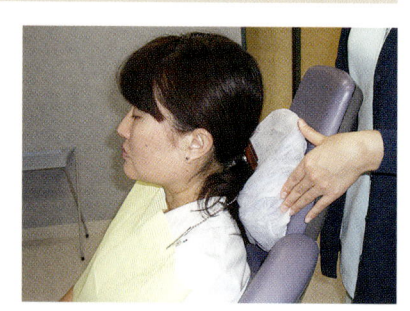

「このあたりでよろしいでしょうか」と患者さんに確認します。

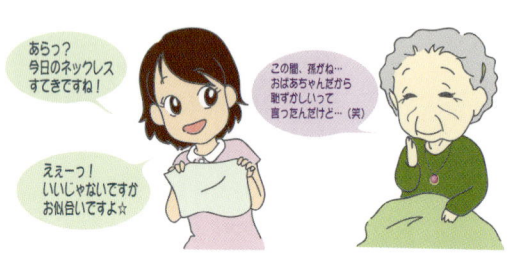

高齢の患者さんは、服装やアクセサリー髪型の変化など、またはお孫さんの話題や習い事、趣味の話などをすると喜ばれます。

第2章 患者さんの不安解消！ 診療前のホスピタリティ向上テクニック

②エプロンのかけかたは、「手技のていねいさ」がいちばん伝わる瞬間

患者さんにかけるエプロンは、「患者さんの衣類を汚さない」という大切な役目があります。

また、一般的に患者さんに最初に触れるときでもあり、手技のていねいさが強く伝わる瞬間です。

患者さんの周囲1メートルはプライベート空間といわれ、その空間に入る場合は、患者さんへの配慮が欠かせません。
・失礼します
・エプロンをおかけしますね
といった自然な声かけ、ていねいな手技で、エプロンを患者さんにかけることが求められます。

● 準備② 理想的なエプロン装着状況と，よくありがちなNG

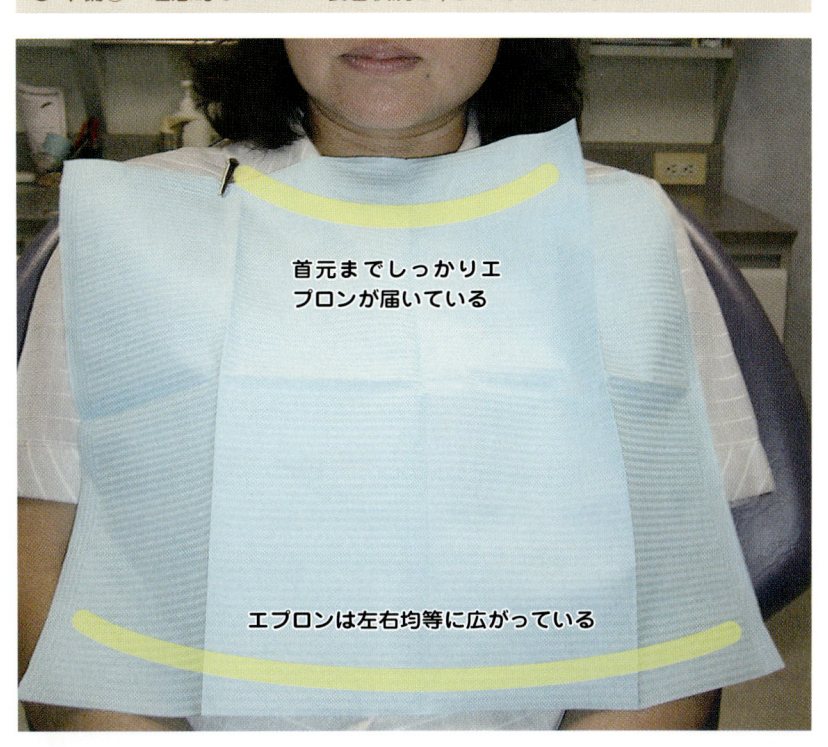

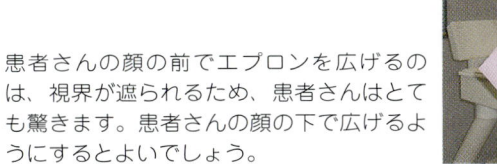

首元までしっかりエプロンが届いている

エプロンは左右均等に広がっている

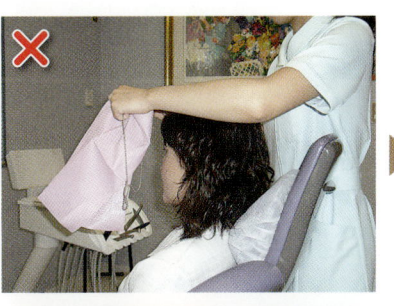

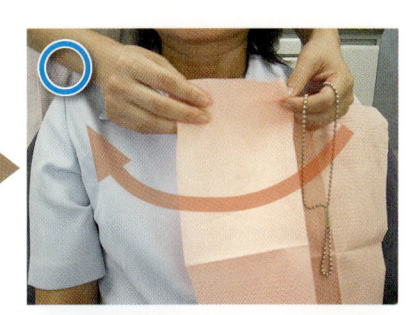

患者さんの顔の前でエプロンを広げるのは、視界が遮られるため、患者さんはとても驚きます。患者さんの顔の下で広げるようにするとよいでしょう。

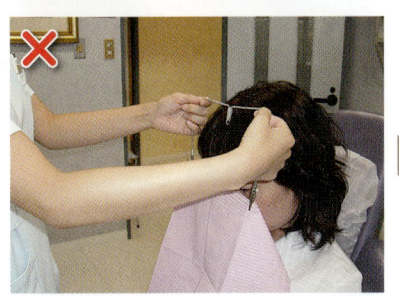

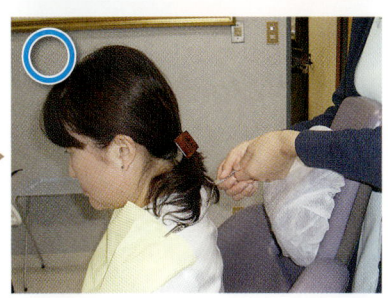

患者さんの正面からエプロンをかけようとすると、髪の毛にチェーンなどが引っかかる可能性が高くなります。必ず後ろからエプロンをかけるようにし、患者さんに上体をすこし起こしてもらって、チェーンの長さ、髪の毛の巻き込みの有無を確認するようにしましょう。

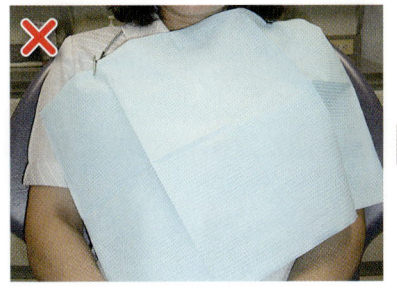

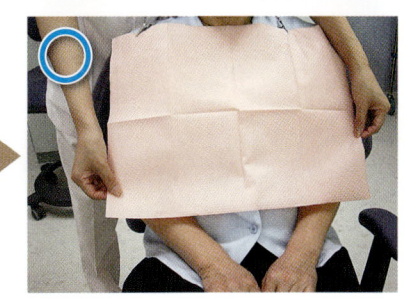

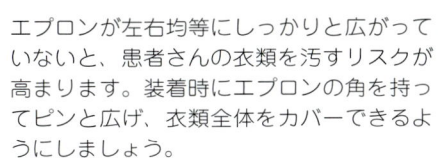

エプロンが左右均等にしっかりと広がっていないと、患者さんの衣類を汚すリスクが高まります。装着時にエプロンの角を持ってピンと広げ、衣類全体をカバーできるようにしましょう。

41

③器具の準備は「あなたのために用意されたもの」とアピールすることが大切

使用する器具はすべて滅菌・消毒されているものを使用します。しかしあらかじめ器具を用意しておくと、患者さんによっては「使い回しではないか？」と疑問を持たれる方もいらっしゃいます。

それゆえ、コップや基本セットは、患者さんをチェアに導入した後に、患者さんの目の前で準備することが望ましいでしょう。

歯科医院の滅菌・消毒に対する姿勢を示すと同時に、「この器具はあなたのために用意しました」というアピールをすることで、患者さんに不要な心配を抱かせることなく、スムーズに診療に移行できるでしょう。

> 患者さんの口腔内で使用する器具の準備する段階になったら、グローブを必ず着用する

● 準備③　コップの準備

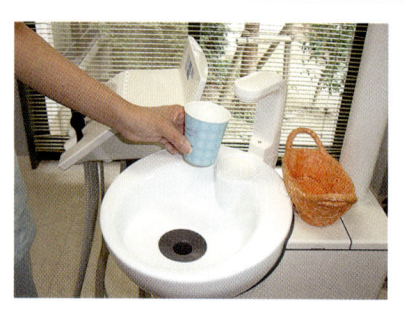

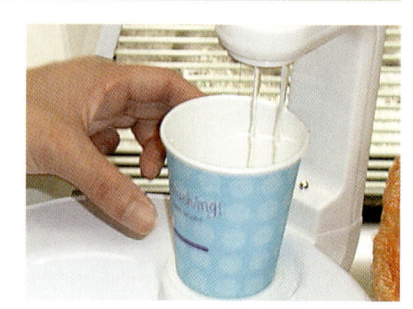

患者さんの目の前で所定の位置にセットします。自動で水が注がれるタイプのスピットンであっても、アシスタントについているときは、コップが転倒しないか、異物が混入していないか、水の量は十分かなど、気にかけたほうがよいでしょう。

● 準備④　ブラケットテーブル、ライトの位置確認

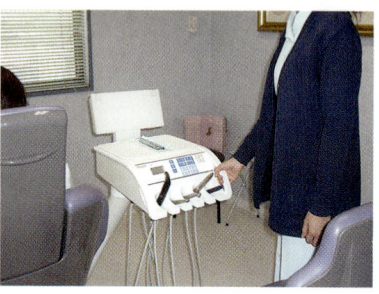

患者さん導入のためにチェアから遠ざけていたブラケットテーブルを、所定の位置に引き戻します。

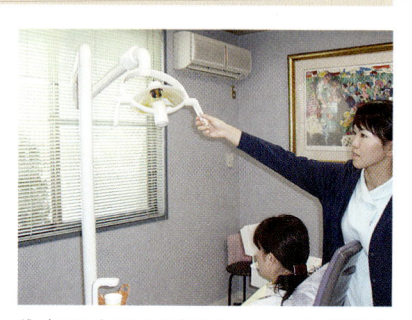

術者の手の届く高さにライトの位置を設定します。

● 準備⑤　滅菌パックから基本セットを「患者さんの目の前で」取り出し配置する

※筆者の歯科医院では、ブラケットテーブル上に患者さんごとに使い捨ての紙マットを敷き、そこに器具を並べています。

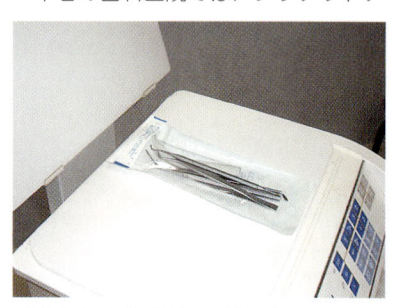

滅菌された器具は、滅菌パックに入れたまま持参します。

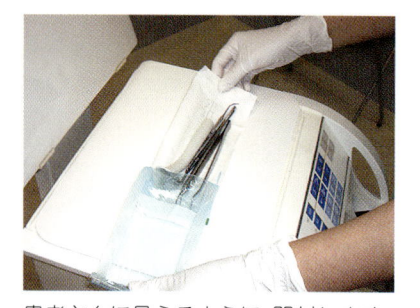

患者さんに見えるように、開封します。

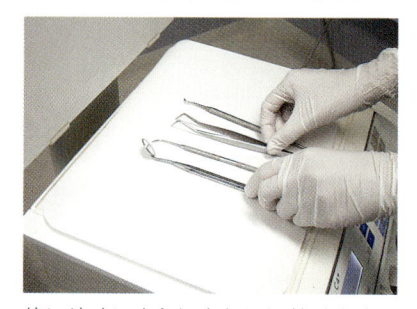

使いやすいようにきれいに並べます。

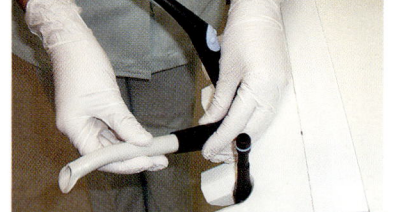

バキュームも患者さんの目の前で装着します。

> すべての準備は、患者さんに背中を向けずに行いましょう。
> 患者さんに背中を向けて器具を隠しながら準備すると、患者さんは不安を感じてしまいます。

第2章 患者さんの不安解消！ 診療前のホスピタリティ向上テクニック

ホスピタリティ向上テクニック③
チェアのバックレストを倒す際の留意点

個々の患者さんに最適な位置にバックレストを倒す

治療の多くは、水平位で行われるため、診療時にはバックレストを倒します。

バックレストを急に倒すと患者さんは驚きますので、必ず「イスが後ろに倒れますよ」と声をかけ、すこし上か下に動かしてから倒すようにします。

なお、患者さんの状況によって、バックレストの倒す角度やヘッドレストの位置を調節しましょう。

> 小児の患者さんには「がんばって大きな口をあけておこうね！」と応援しましょう！

● 治療開始までのあいだ、患者さんが落ち着くバックレストの角度とは

チェアの標準的な角度は機種によって異なりますが、90度に設定すると患者さんの緊張度がアップするため、治療開始まではすこし背が倒れている程度がよいようです。

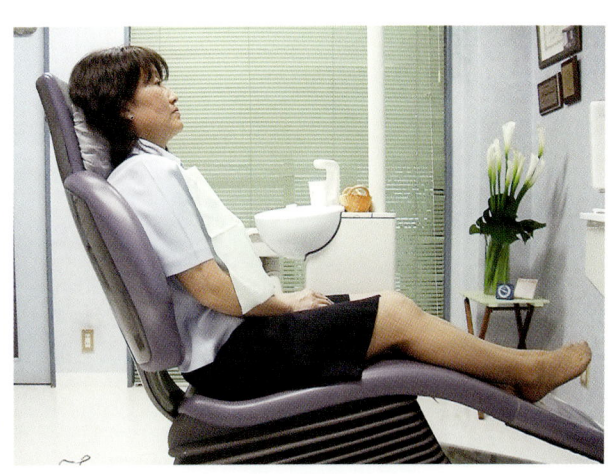

● ヘッドレストの調節も忘れずに

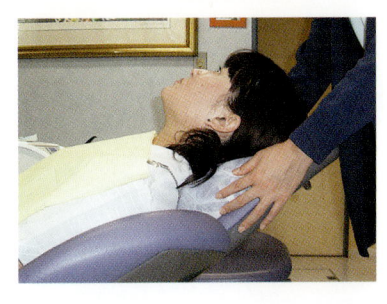

一度設定したヘッドレストも、バックレストを倒すことで快適な位置が変わります。グローブをはずして、再び患者さんに意見を求めながら、位置を再設定します。

● 高齢患者さんではセミファーラー位に設定する

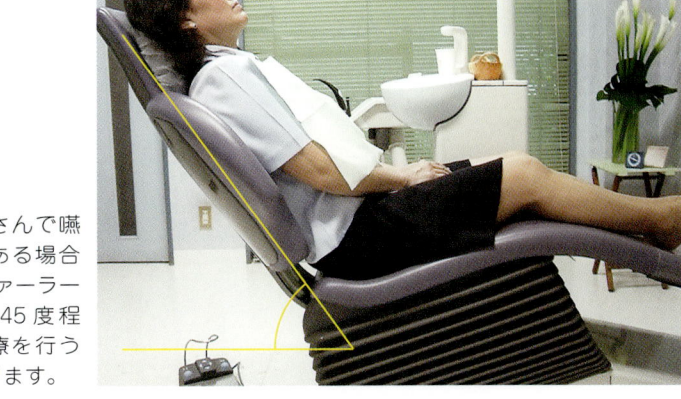

高齢患者さんで嚥下障害がある場合は、セミファーラー位（30〜45度程度）で治療を行うことがあります。

ここからはじめるベーシックアシスタントワーク

ホスピタリティ向上テクニック④
こまやかな配慮で患者さんの不安の解消を

患者さんからの情報はメモをとりながら聞く

伝達すべきことはメモをとる

器具準備やエプロンをかけているときの会話の中で、患者さんから症状についての訴えや、現在の体調についての情報が得られることも多々あります。

患者さんには、「早く伝えたい」「早く解決してほしい」という思いが募っているのでしょう。

そういった情報は、必ず歯科医師に伝えるべきことなので、「先生に伝達しますね」とひと声かけながら、メモをとるようにしましょう。

「自分だけで解決」しないほうがいいこともあります

「どうして神経を取ったのに、まだ痛いのですか？」といった、症状や治療に関する訴えを患者さんがした際、たとえその場でしっかりと説明ができたとしても、もう一度歯科医師から説明をしてもらったほうが、患者さんはより安心します。

「いまお話したことを、先生にも伝えますね」と、必ず締めくくるようにしましょう。

● メモ帳はすぐ取り出せるところに準備しておき、情報を記載しておく

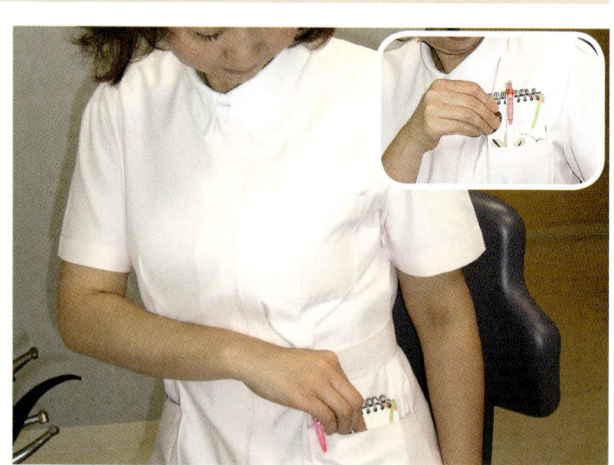

筆者の歯科医院では、メモ帳は胸ポケットではなく、腰まわりのポケットに入れるようにしています。胸ポケットでは、出し入れがしにくく、施術中うつむいたときに飛び出してしまうことがあるからです。

● 「先生に伝えますね」のひと言を忘れずに

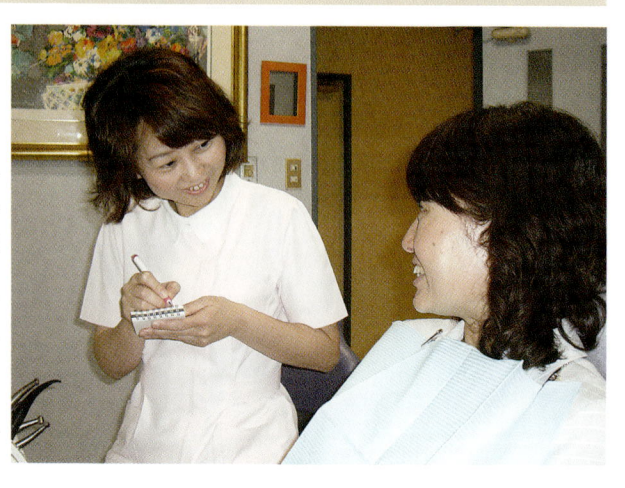

痛みや不快感などで患者さんが不安なときは、入室後すぐに訴えることがあります。患者さんの質問や訴えをメモしながら、「先生に伝達します」と患者さんに答えましょう。

やむを得ず待ち時間が生じる場合の対応法

「どれくらい待つか」時間提示を

チェアに誘導した後も、やむを得ず患者さんを待たせる場合があります。その際は、必ず「○分ほどお待ちください」と時間提示をするほうがよいでしょう。

何も声をかけられずに待たされていると、患者さんは「忘れられているのではないか？」と不安な気持ちになります。時間提示をすることで、患者さんは心の準備ができるのです。

待ち時間に合わせて、雑誌などをお持ちするのもよいでしょう。

待ち時間が長くなりそうな場合は

チェア誘導後に長時間待たせてしまうような場合は、患者さんの治療後の都合を確認したほうがよいでしょう。

「○時には歯科医院を出たい」という要望などを患者さんが申し出た場合、「先生に伝えてきます」とひと声かけ、歯科医師の指示を仰ぎます。歯科医師より明確な指示をもらい、患者さんに必ず伝達しましょう。

● 雑誌などは数誌持参し、選んでもらう

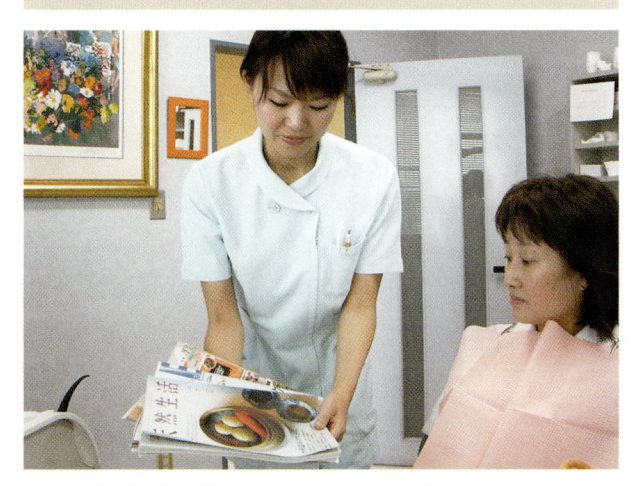

雑誌などは数誌お持ちして、患者さんに選んでもらうほうがいいでしょう。

● 待合室で読んでいた雑誌をチェックしてお持ちする

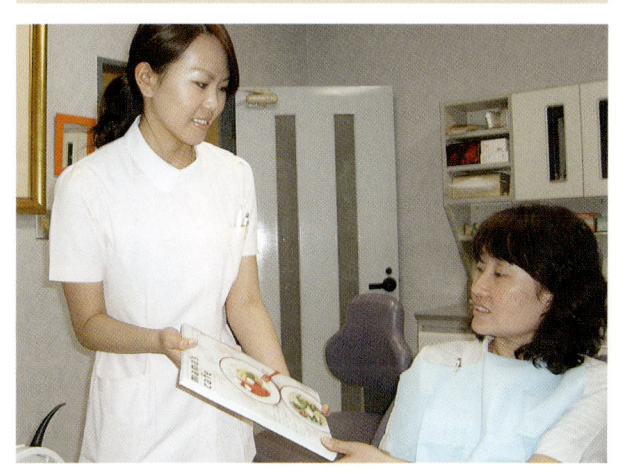

待合室で患者さんが読んでいた雑誌や書籍はどれだったか、受付スタッフと協力して確認する習慣をつけましょう。お待ちいただく際は、その雑誌などをお持ちすると喜ばれます。

気持ちを和らげるアロマも活用してみよう

アロマエッセンスは、患者さんの不安な気持ちを和らげる効果が期待できます。

グレープフルーツなど柑橘系の香りは苦手な方も少ないようです。また花粉症、風邪などで鼻のとおりが悪い方には、ユーカリラジエタの香りが呼吸を楽にする効果が期待できます。

● さりげなくアロマオイルを活用する方法例

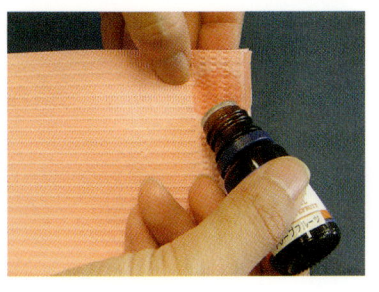

エプロンの隅に1滴、アロマオイルをたらしておく。

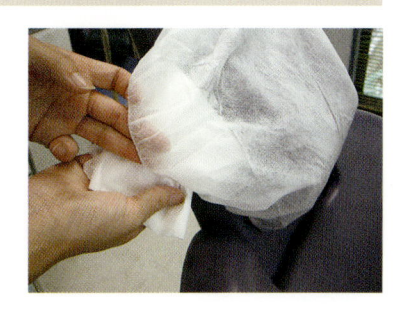

ティッシュに1滴たらして、ヘッドレストカバーに入れる。

3

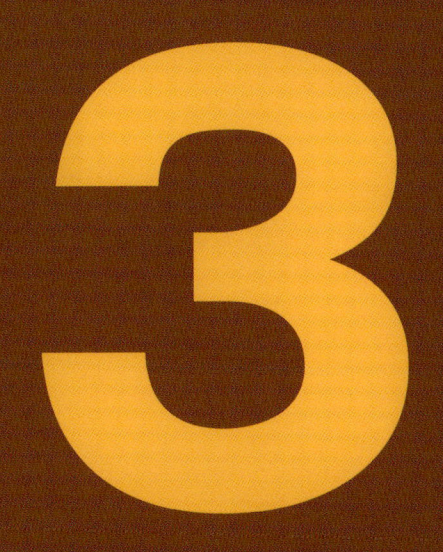

痛くない&不快じゃない 基本アシスタントワーク

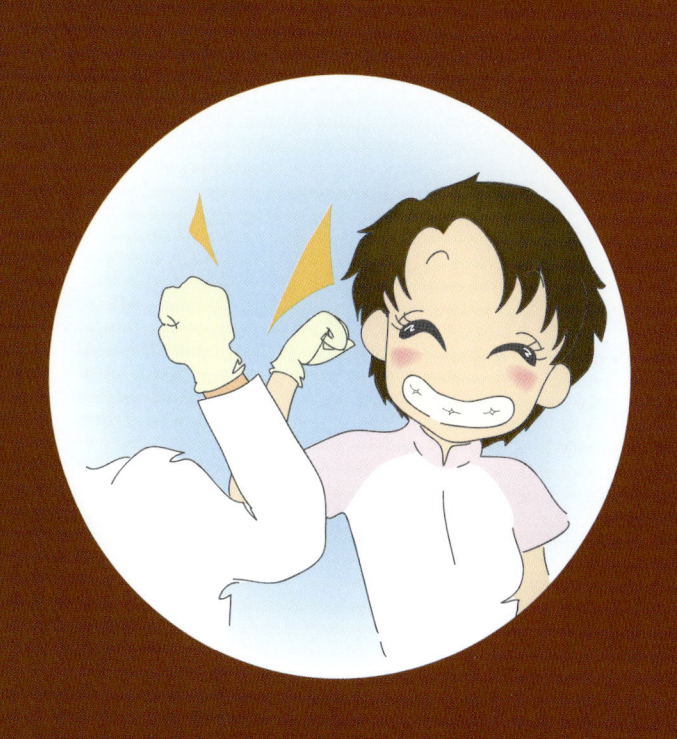

ライティングテクニックの基本

ライティングテクニックの基本形を学ぶ

基本は「ライトの一番明るいところを当てる」

ライティングは術者の視野を明るくすることが目的ですから、ライトの一番明るいところを術者が望むところにぴったりと当てることが基本です。

ライティングは部位の移動に合わせて常に移動させる

治療部位が複数歯にわたる場合や、術者のポジショニングが変わるときなど、そのタイミングに応じてライティングも常に移動させる必要があります。

ライティングに集中しすぎると思わぬ失敗も

新人歯科衛生士やアシスタントは、「しっかり術野を照らそう」と集中し、バキュームがおろそかになったり、ライトが低くなり術者の頭にぶつけてしまうなど、思わぬアクシデントも起こりえますので、十分注意しましょう。

● 上顎へのライティングの基本は、患者さんの顎のほうから照らす

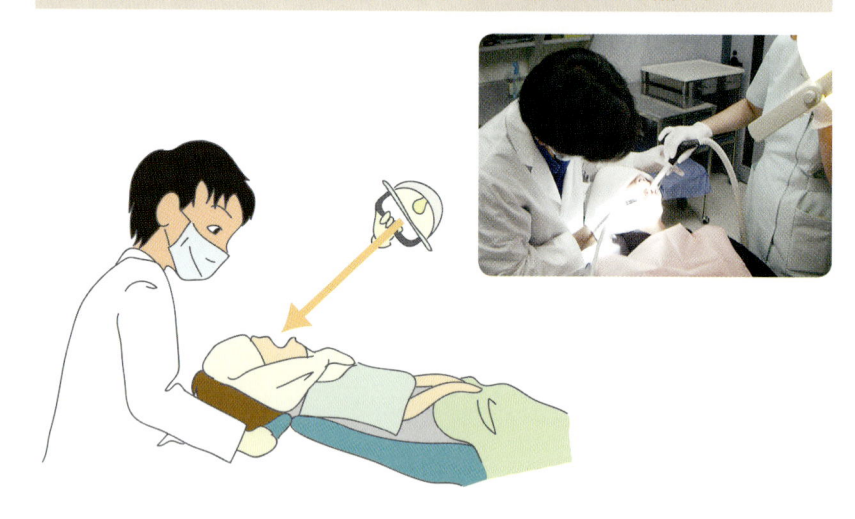

● 下顎へのライティングの基本は、患者さんのほぼ真上から照らす

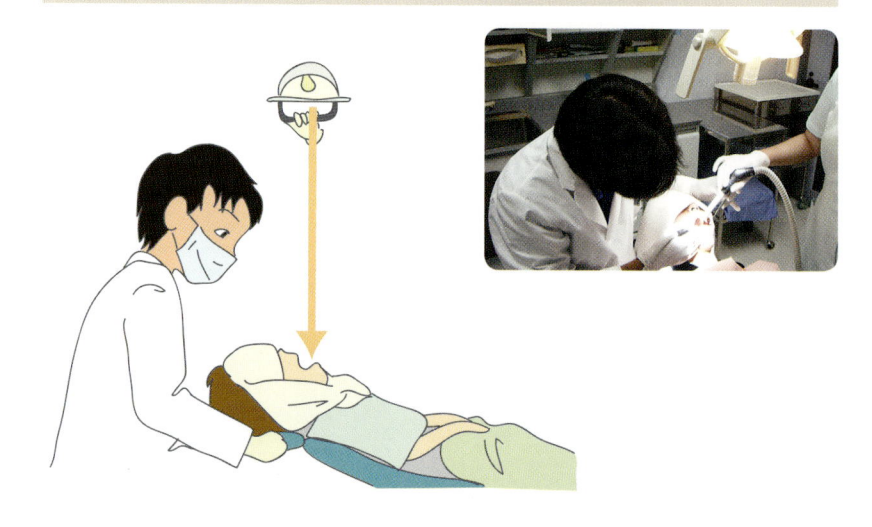

上顎へのライティングテクニック

● 上顎右側治療時のライティング

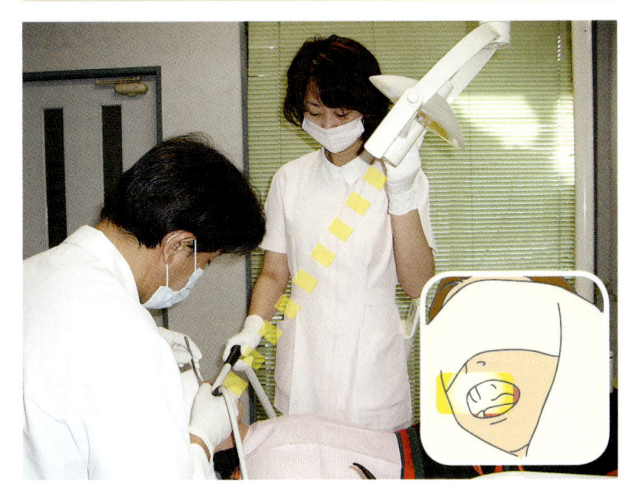

患者さんの顔が少し右に傾いていることもあるので、ライトを患者さんの右側に少しずらして当てたり、手前に引いてアシスタント側から術野へ斜めに当てるようにします。一番明るいところが術野に当たるように！

● 上顎左側治療時のライティング

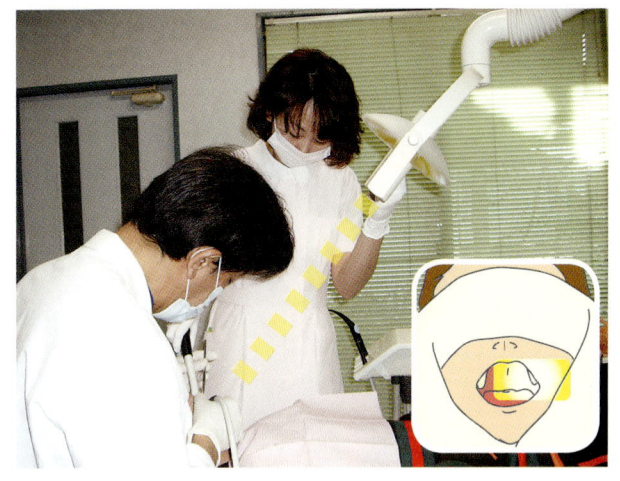

アシスタント側へライトを引き寄せ、患者さんの顎の方向から当てるようにします。

● 上顎前歯部口蓋側治療時のライティング

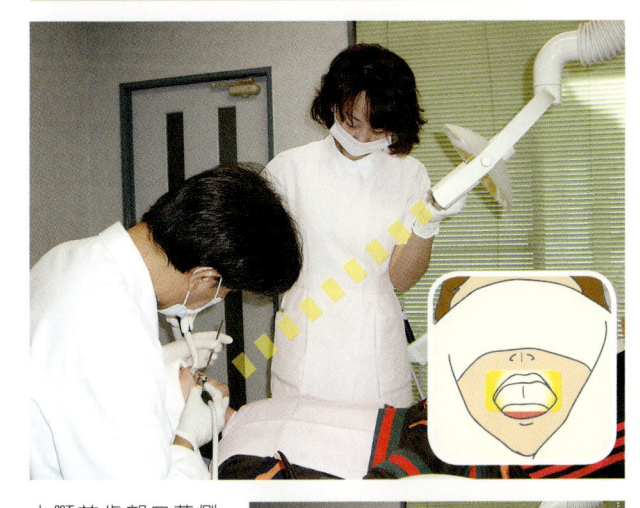

上顎前歯部口蓋側治療時は、患者さんの顎の方向から当てるようにします。ただし、術者が直視で行う場合、光線の中に術者の頭が入り込むので、位置の微調整が必要になります。

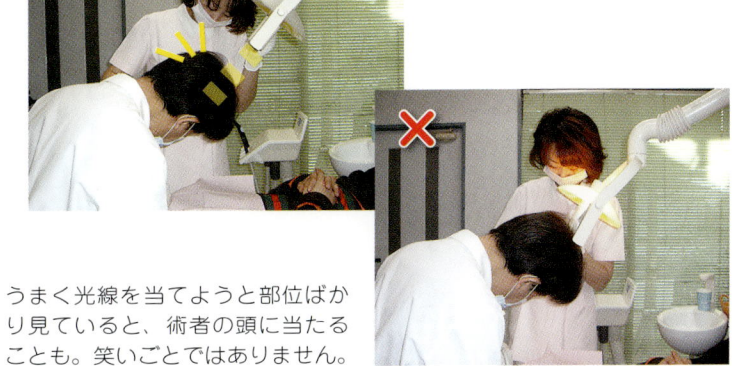

● 上顎前歯部唇側治療時のライティング

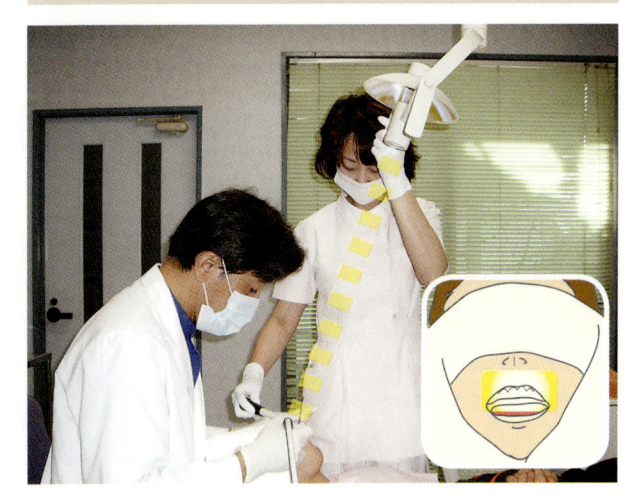

上顎前歯部唇側は、ほぼ真上から当てるようにします。

うまく光線を当てようと部位ばかり見ていると、術者の頭に当たることも。笑いごとではありません。

下顎へのライティングテクニック

● 下顎治療時のライティング

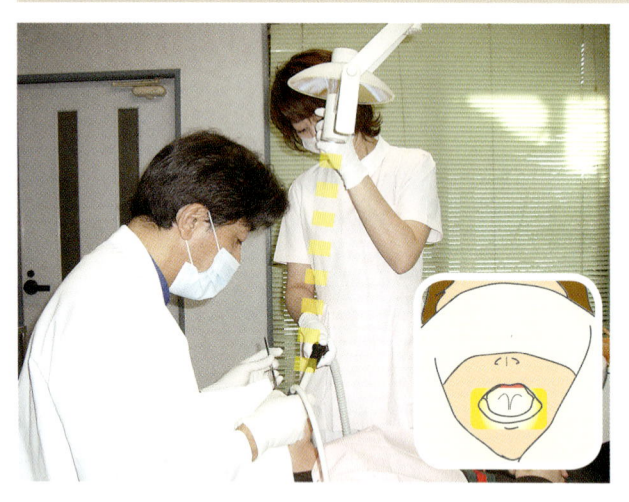

下顎前歯をはじめ下顎の全域は、ほぼ真上から光線を当てることが多いです。

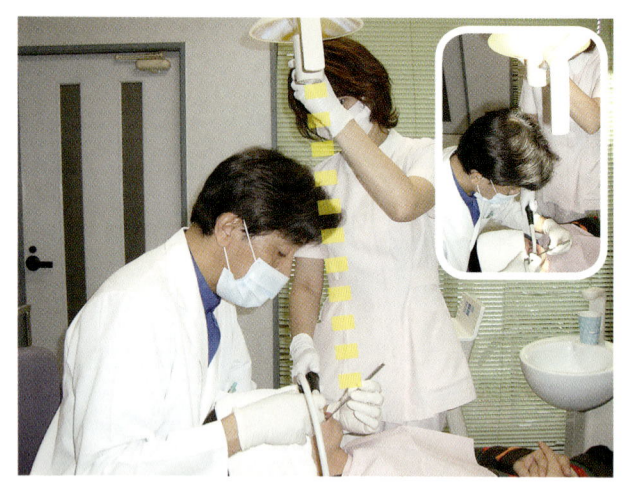

部位によっては、すこし術者の頭の方向から当てることもあります。しかし、光線が術者の頭にのみ当たる場合もあるため、工夫が必要です。

術者と呼吸を合わせてライティングをしよう

　ここまで部位別のライティング方法を解説しましたが、実際は、患者さんの口腔内状況や治療部位、治療内容によって術者の頭とライティング位置が重なり、規定どおりにはライティングが行えないことが多いでしょう。

　ライティングテクニックの上達の近道は、術者の意見を聞きながら、適切な場所を繰り返し探すことです。慣れるまでは、何度も術者と話をしましょう。

● ライティングの上達までの長い道のり……

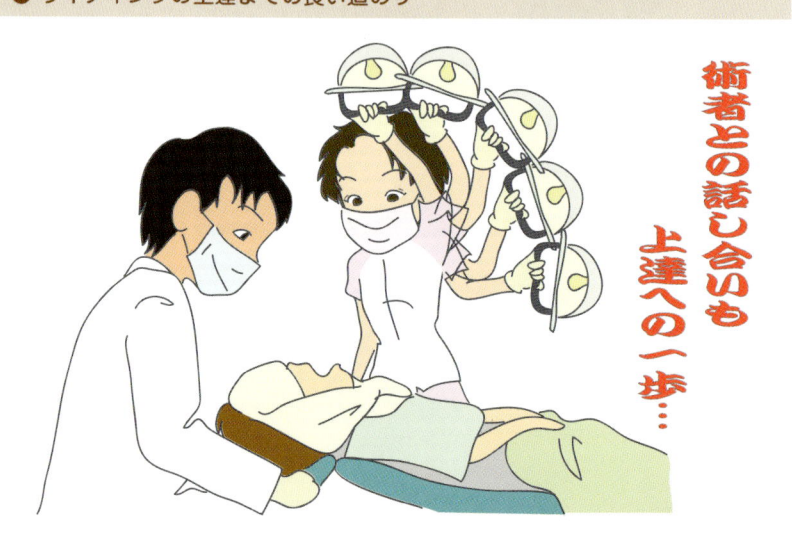

術者との話し合いも上達への一歩…

第3章　痛くない&不快じゃない　基本アシスタントワーク

ミラーが見えにくければすぐにサポート
スリーウェイシリンジの効果的な使いかた

口腔内ではミラーはすぐに汚れる

患者さんの口腔内でタービンなどを使用していると、ミラーはすぐに汚れたり、呼気によって曇ったりします。そこでアシスタントは、タイミングを見計らってスリーウェイシリンジでミラーの汚れを洗い流す必要があります。

スリーウェイシリンジを使用する際は、水量・強さ（勢い）に十分注意しましょう。

● スリーウェイシリンジ使用時のポイント

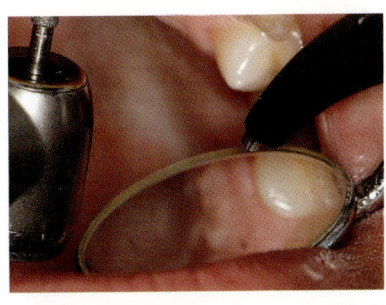

ミラーから少し離したところから注水します。

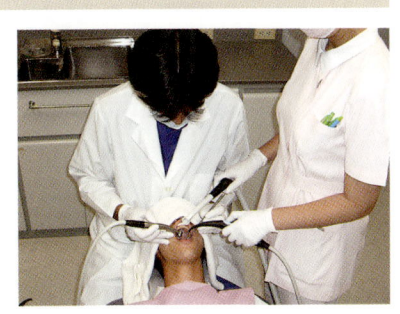

ホースが患者さんの上に乗っかったりしないよう、ホースの位置にも注意を払いましょう。

スリーウェイシリンジで注水する際は、かならず「水が出ます」など、患者さんに声かけをしましょう。
患者さんは、いきなり水が口の中に入ると、驚いてしまいます。

● スリーウェイシリンジによるミラー洗浄　最適な水量・強さは？

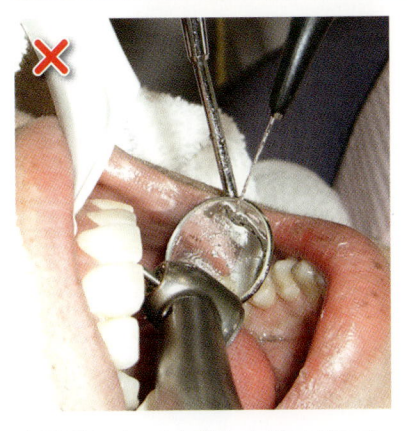

水量が多く、また勢いも強すぎます。これでは口腔内が洗浄水ですぐにいっぱいになり、患者さんに不快感を与えます。

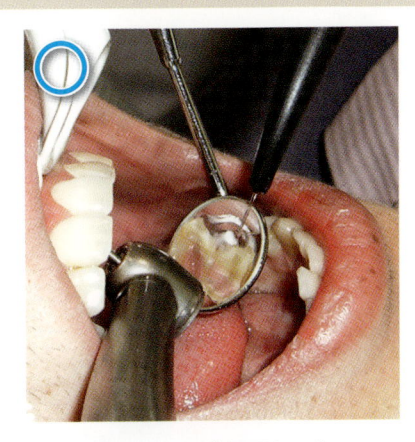

水量・勢いともに適切でしょう。

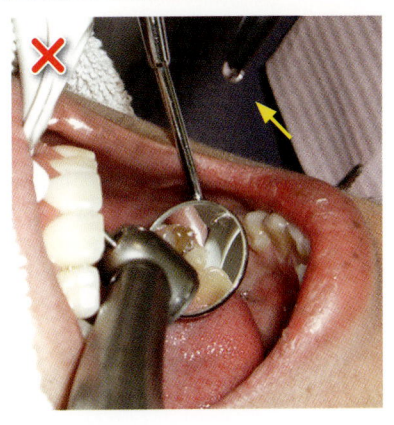

水量が少なく、勢いも弱いため、汚れが落ちません。

51

痛くない！ 不快じゃない！
バキュームテクニックをマスターしよう

バキュームの持ちかた

　バキュームの持ちかたは、口腔内でしっかりと維持できることが基本となります。口腔内でぶれてしまうと、治療を妨げたり、口腔粘膜を過度に刺激したりして、患者さんに不快な思いをさせてしまいます。

　ただし、安定させることを優先して強く持ちすぎると、排除時などに力がかかりすぎ、患者さんに痛みを与えることもあります。

　あなたの握力、患者さんの頰や舌の弾力などを考慮しながら把持するようにしましょう。

● バキュームの把持のしかた例

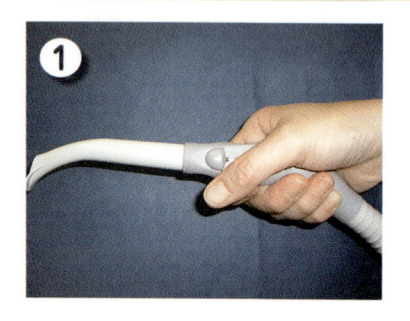

①しっかりと把持する方法。舌の排除時など力が入りやすいので、患者さんに痛みを与えないよう注意する必要があります。
②ペングリップ。強く当てると痛みを感じやすい場所などで応用します。排除を伴う場合は、安定させるために左手を添えることもあります（③）。

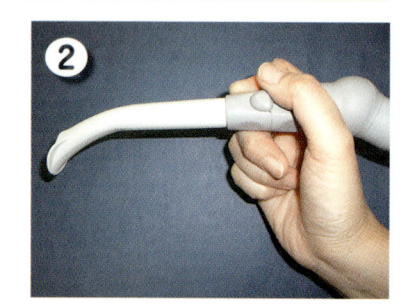

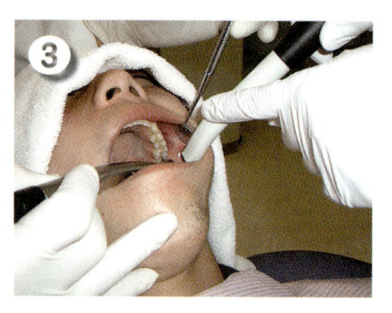

バキューム操作をする前の患者さんへの配慮

　患者さんの口が乾燥気味であったり、大臼歯部の処置を重点的に行うときなどでは、患者さんの口角にワセリンを塗布することをオススメします。

　ワセリンを塗ることで、口角が裂けることを防ぐばかりか、少し強く頰粘膜を排除しても、痛みにくくなります。

● 乾燥気味の口角には、ワセリン塗布をしましょう

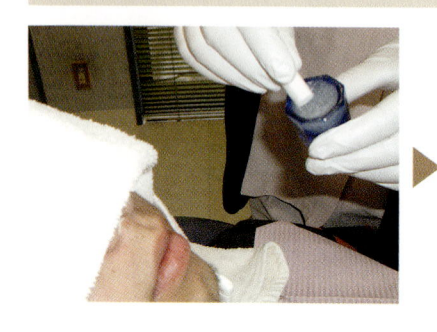

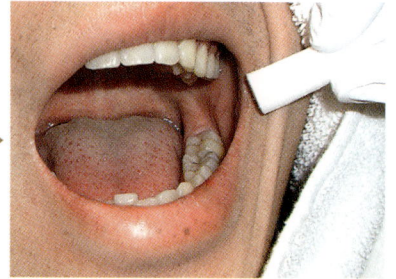

バキューム挿入の基本

バキュームはいきなり挿入しない

上顎頬側の処置にかかるからといって、いきなりその部位にバキュームを持っていくと、頬粘膜が強く引っ張られ、患者さんに痛みや不快な思いをさせます。

まずいったん口腔内の中央付近にバキュームを入れ、そこから目的の位置に先端を移動させるようにするとよいでしょう。

他の部位も同様に、いったん口腔内の中央付近にバキュームを入れてから、その対象場所に移動するようにしましょう。

● 口腔内での基本的なバキュームの移動のしかた

まず口腔内の中心付近にバキュームを挿入します。

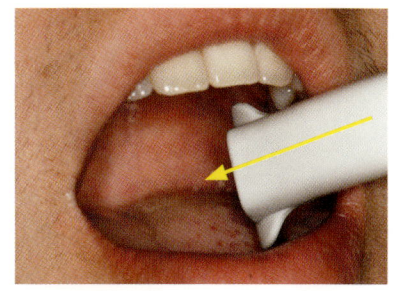

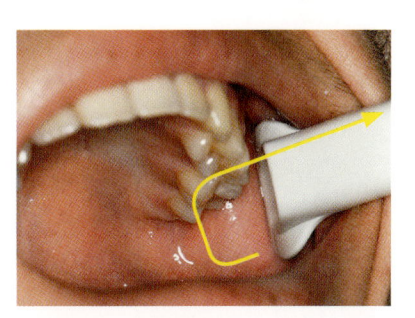

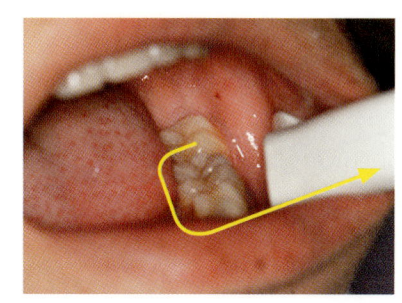

上顎頬側・下顎頬側へのバキュームの移動は、中央にバキュームを入れたのちにそれぞれの方向へ移動させるようにします。

左手を積極的に活用しよう

バキュームの目的は口腔内にたまった水や唾液、切削片をすみやかに吸引・除去することですが、バキュームを持たない左手も積極的に活用することをオススメします。

たとえば、術者がバーを交換するとき、やさしく頬粘膜を引っ張ることで、口腔内のすみずみまで吸引することができます。また、形成が長時間にわたる場合や少し口を開いてもらいたいときなど、声かけと同時に顎に左手をそっと添えると、患者さんに対する気遣いが伝わります。

● バキュームテクニックでは左手も活用しよう

ちょっとした治療の合間に、口腔内のすみずみまで吸引しますが、このとき左手で頬をやさしく引っ張ると、すばやく吸引できます。

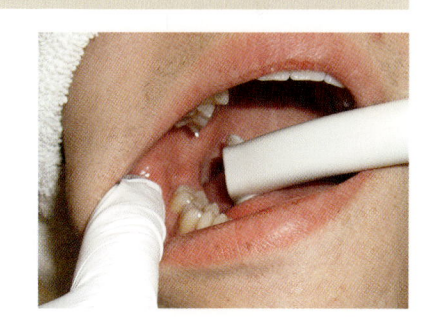

左手をそっと顎に添えるだけで、患者さんに対する気遣いが十分に伝わるでしょう。

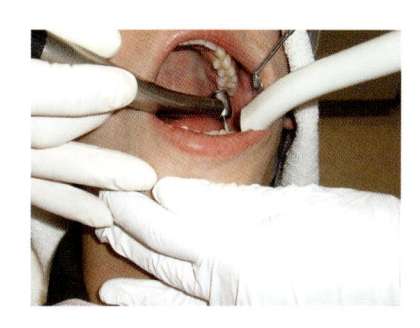

上顎右側臼歯部のバキュームテクニック

① 上顎右側臼歯部　咬合面切削時のバキュームの位置

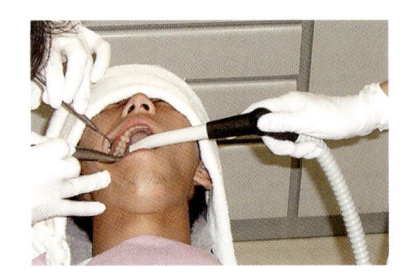

　上顎右側臼歯部咬合面切削時の吸引は、アシスタントから部位がとても見やすいので、簡単に吸引することができるでしょう。ただし、それゆえ歯に近づきやすい部位でもあるので、注意が必要です。
　バキュームを歯や口蓋に押しつけすぎないようにすることがポイントです。

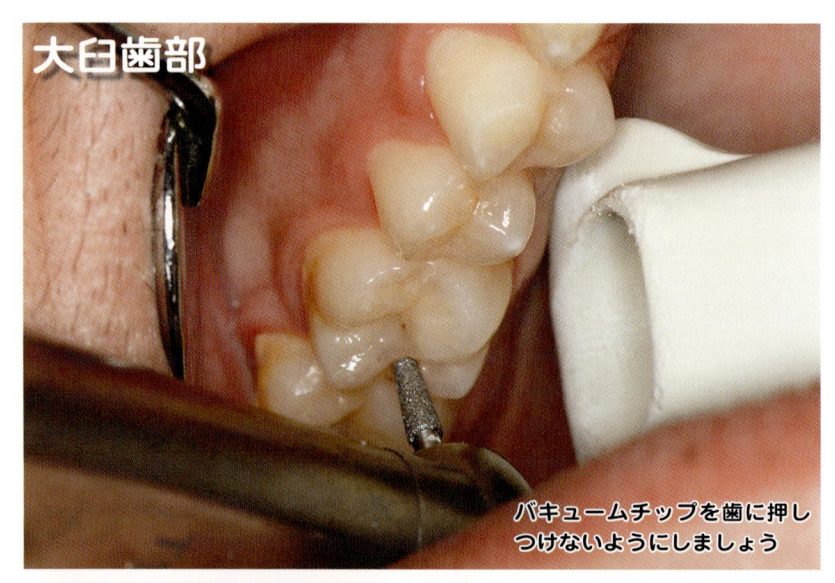

大臼歯部

バキュームチップを歯に押しつけないようにしましょう

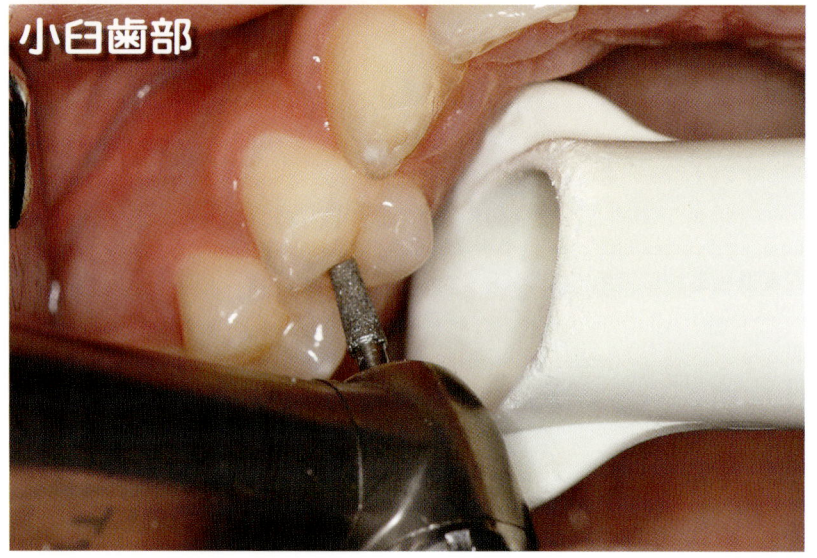

小臼歯部

テクニックがグッと向上するワンポイント

大臼歯部

小臼歯部

大臼歯部と小臼歯部では、バキュームチップの向きを変え、効率よく吸引するようにしましょう。

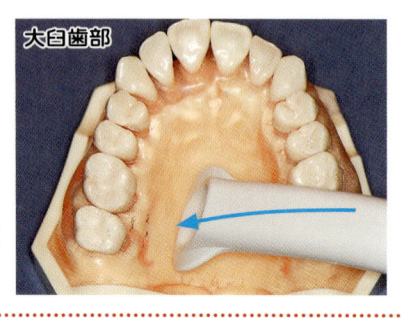

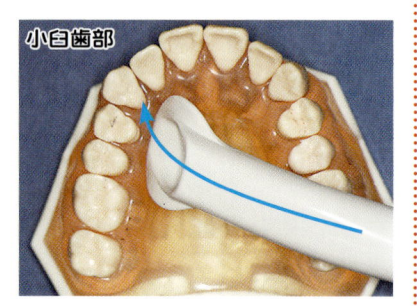

② 上顎右側臼歯部　頬側面切削時のバキュームの位置

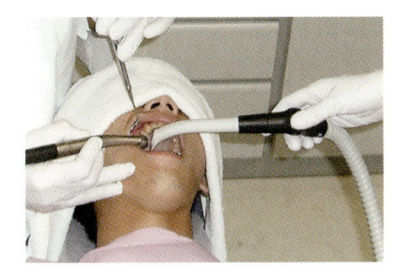

押さえつけるような当てかたをしない

上顎右側臼歯部頬側近心面を切削しているときは、患者さんに左を向いてもらっているときが多いため、バキュームが強く当たる可能性があります。注意しましょう。

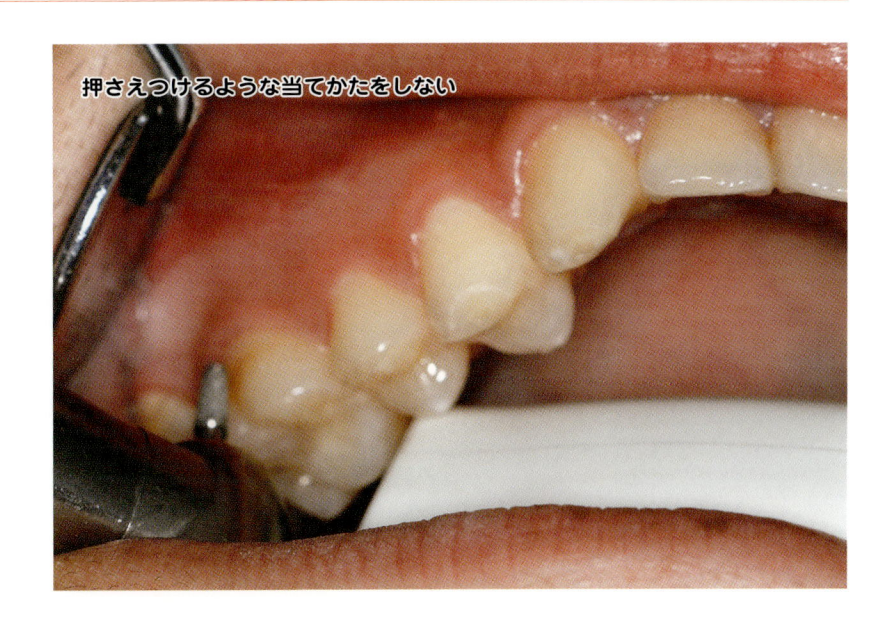

③ 上顎右側臼歯部　口蓋側面切削時のバキュームの位置

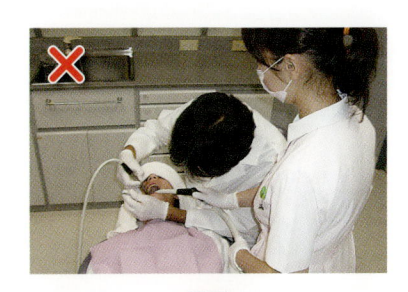

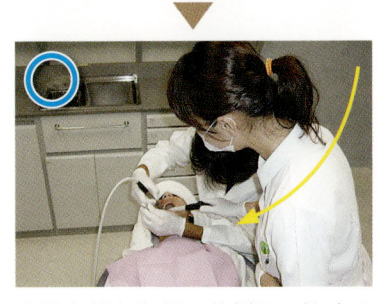

❶ タービンの近くでの吸引は、治療の邪魔になることが多いので、反対側から吸引します

❷ タービン交換時などに臼後三角付近を吸引します

上顎右側臼歯部口蓋側面の治療では、歯科医師の位置によっては吸引部位が直視できないことがあります。その場合、アシスタントも位置を変えて、部位がしっかり見えるところから吸引するようにしましょう。

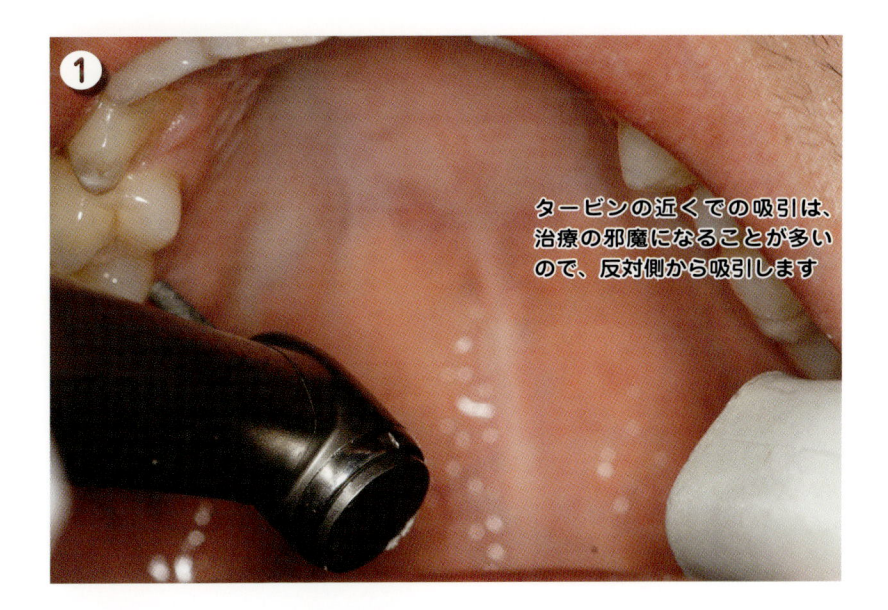

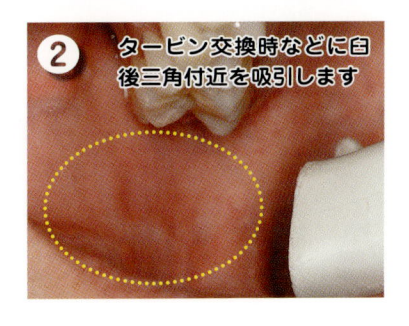

上顎右側臼歯部口蓋側面の吸引は反対側から行います。それゆえ水や切削物を十分に吸引することができません。タービンの交換時などタイミングを見計らって、臼後三角付近にたまったものを一気に吸引するようにします。

上顎前歯部のバキュームテクニック

① 上顎前歯部　唇側面切削時のバキュームの位置

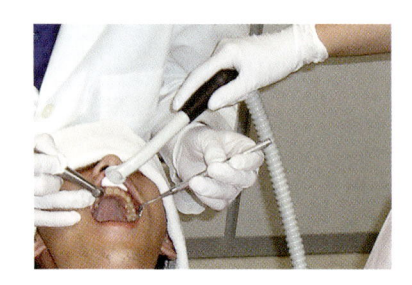

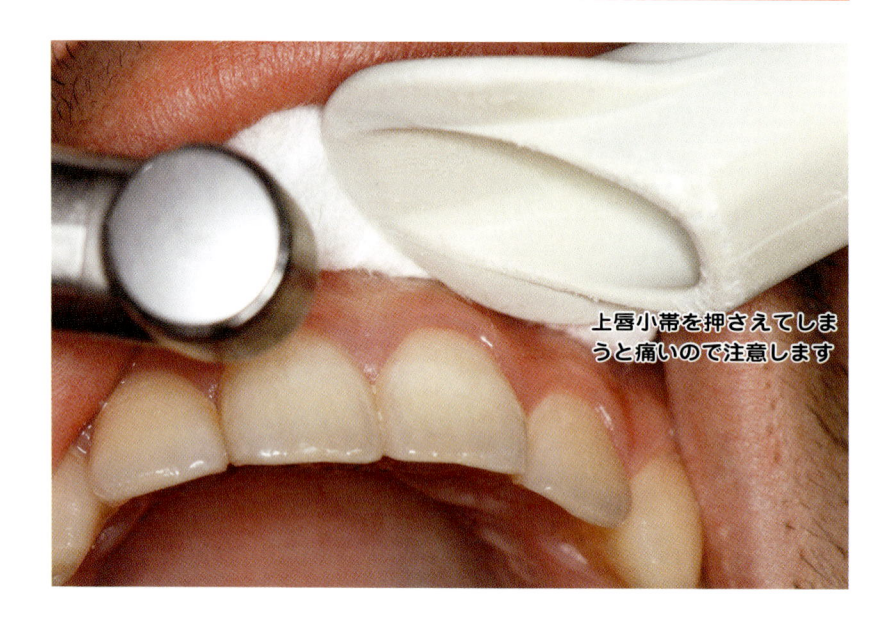

　上顎前歯部唇側面切削時の吸引は、ローラーコットンが口唇で押し下げられないように、バキュームで押さえながら切削片を吸引します。このとき、上唇小帯を押さえてしまうと痛いので、力加減に注意します。

上唇小帯を押さえてしまうと痛いので注意します

② 上顎前歯部　口蓋側面切削時のバキュームの位置

　上顎前歯部口蓋側面切削時の吸引は、唇側と同様の位置で切削片の吸引をします。しかし口腔内に水がたまりやすいので、臼後三角付近にたまった水をタイミングをみて吸引します。

　なお、患者さんの頬に水が飛散することがあるので、注意しましょう。

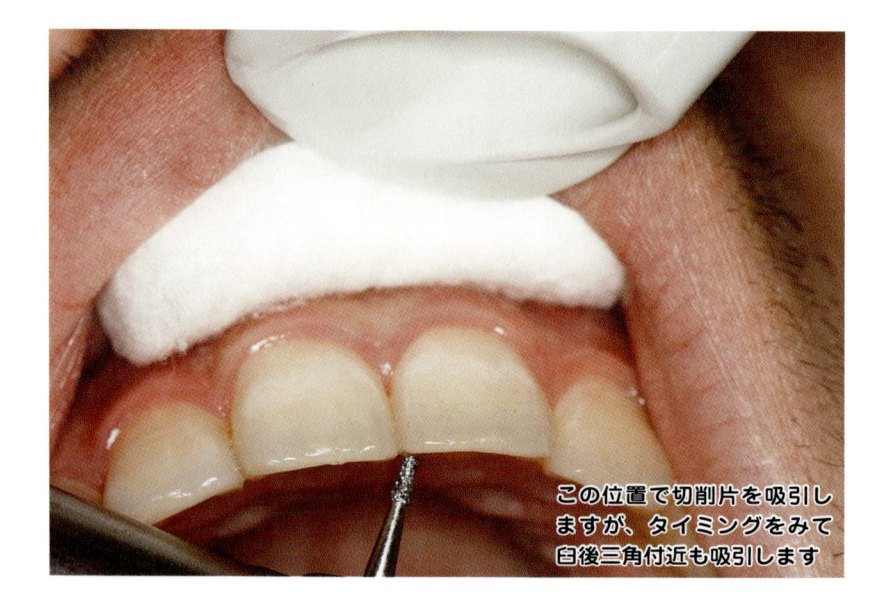

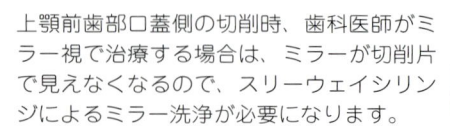

この位置で切削片を吸引しますが、タイミングをみて臼後三角付近も吸引します

直視で行う場合

ミラー視で行う場合

　上顎前歯部口蓋側の切削時、歯科医師がミラー視で治療する場合は、ミラーが切削片で見えなくなるので、スリーウェイシリンジによるミラー洗浄が必要になります。

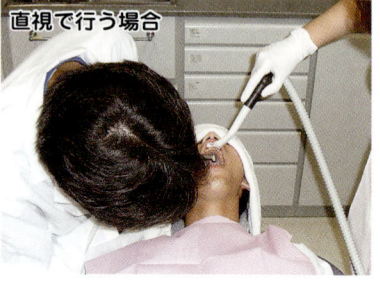

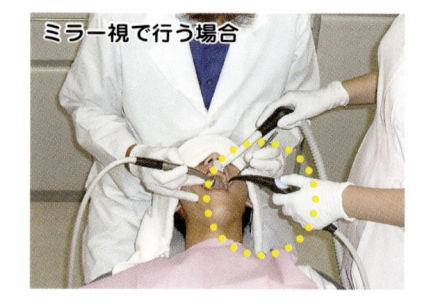

上顎左側臼歯部のバキュームテクニック

① 上顎左側臼歯部　咬合面切削時のバキュームの位置

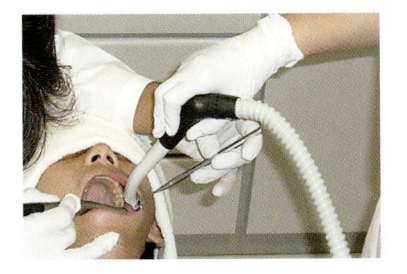

上顎左側臼歯部咬合面切削時の吸引では、術野確保のため、バキュームによる頬粘膜の排除が求められます。

大臼歯部は大きく頬粘膜を排除しますが、引っ張りすぎないように注意しましょう。

小臼歯部は、大臼歯ほど大きく排除しなくても、術野の確保は十分に行えます。

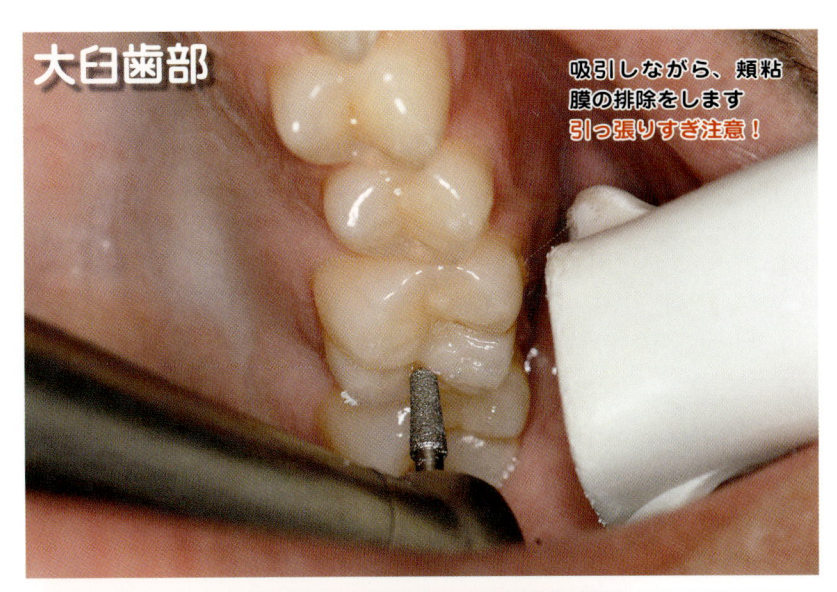

大臼歯部
吸引しながら、頬粘膜の排除をします
引っ張りすぎ注意！

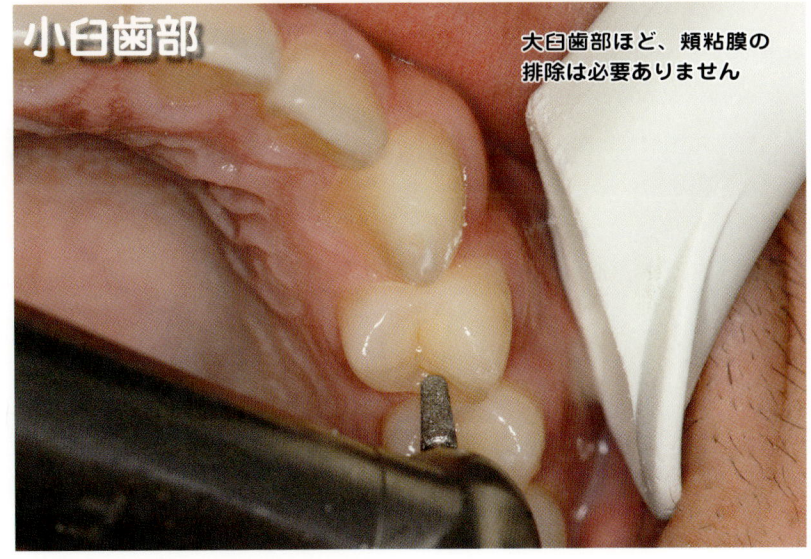

小臼歯部
大臼歯部ほど、頬粘膜の排除は必要ありません

テクニックがグッと向上するワンポイント

大臼歯部と小臼歯部では、バキュームチップの先端がどこを向いているか、常に考えながら行いましょう。右の写真のように、常に歯面に吸引口が向くようにします。あやまって頬の内面を吸引することのないようにしましょう。

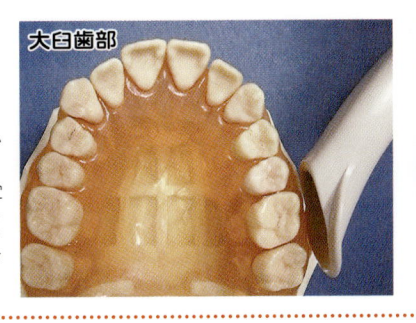

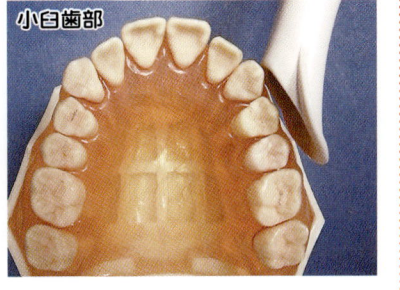

大臼歯部　　小臼歯部

ここからはじめるベーシックアシスタントワーク

② 上顎左側臼歯部　頬側面切削時のバキュームの位置

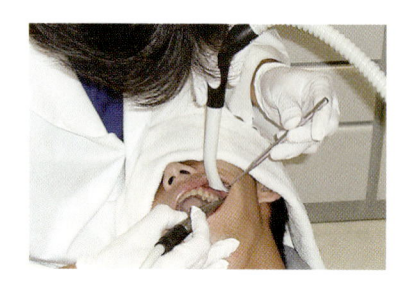

上顎左側臼歯部頬側面は、患者さんの頭を右に傾けた状態で切削がなされるため、バキュームが当てにくくなります。

大臼歯部切削時は、咬合面から吸引することもあります。また小臼歯部切削時は、バキュームで頬粘膜の排除も行います。

術者がバーを交換するときに、反対側の頬内側に水がたまっていないか、気をつけて見ることが必要です。

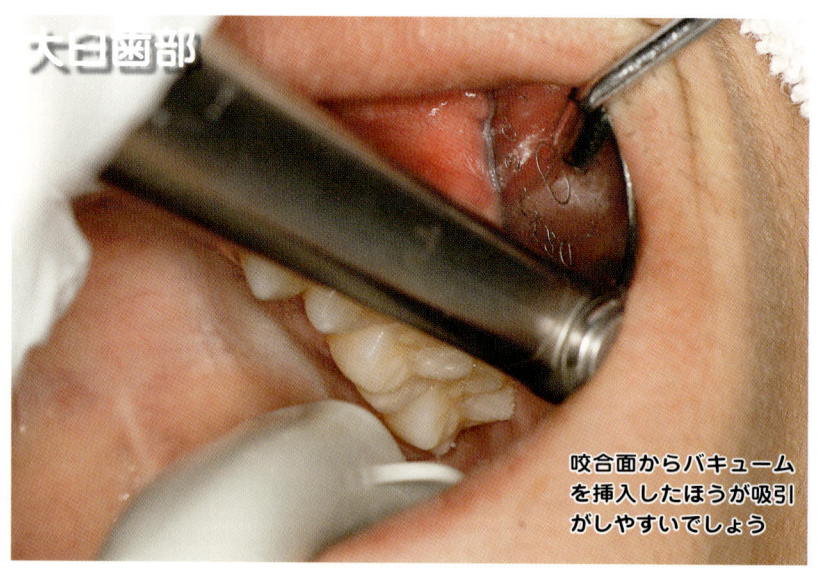

大臼歯部

咬合面からバキュームを挿入したほうが吸引がしやすいでしょう

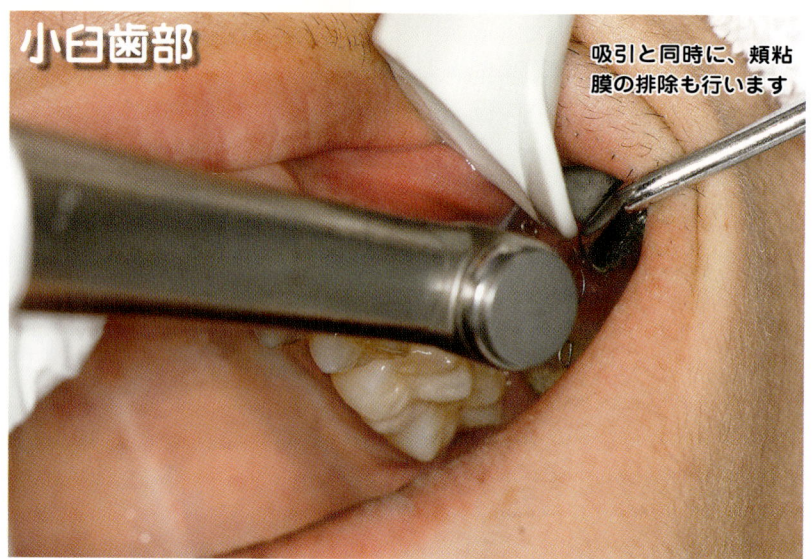

小臼歯部

吸引と同時に、頬粘膜の排除も行います

テクニックがグッと向上するワンポイント

3時の位置

4～5時の位置

3時の位置では見えにくいことから、長時間のアシスタントでは4～5時の位置からのほうがやりやすいでしょう。無理な姿勢での吸引を長時間行うよりも、疲労が軽減されます。特に大臼歯部で応用できるテクニックです。

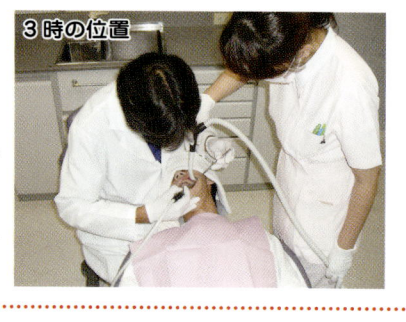

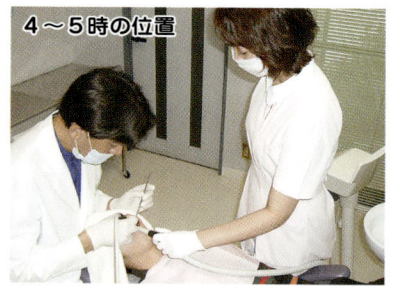

③ 上顎左側臼歯部　口蓋側面切削時のバキュームの位置

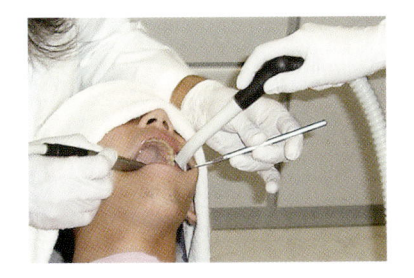

大臼歯部
吸引しながら、頬粘膜の排除をします
引っ張りすぎ注意！

小臼歯部
大臼歯部ほど、頬粘膜の排除は必要ありません

　上顎左側臼歯部口蓋側面の吸引は、部位によって、バキュームの挿入角度、固定位置を変えます。

　上の写真のように、術者がミラーで頬粘膜を排除している場合、ミラーの柄の上にバキュームが乗ることもあります。ミラーの柄が口角に当たっていることもあるので、押しすぎないようにします。また、術者のミラーの出し入れの邪魔にならないように注意しましょう。

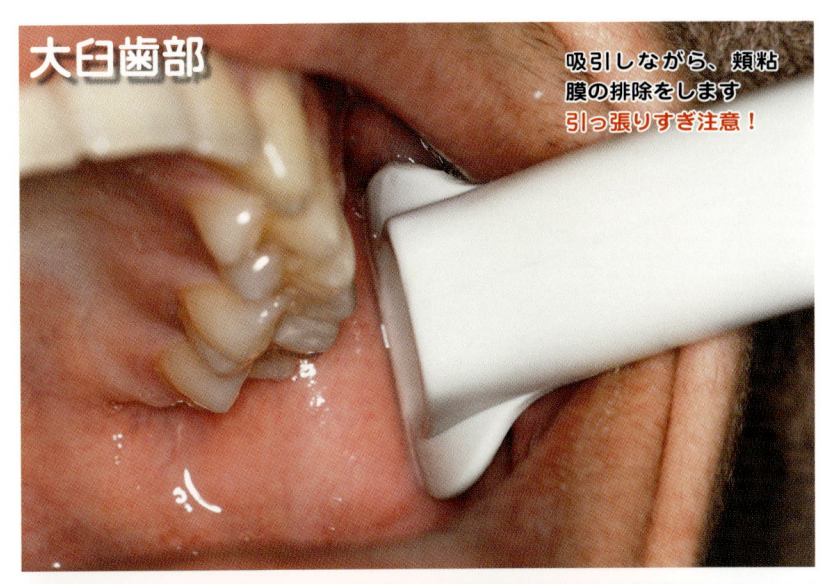

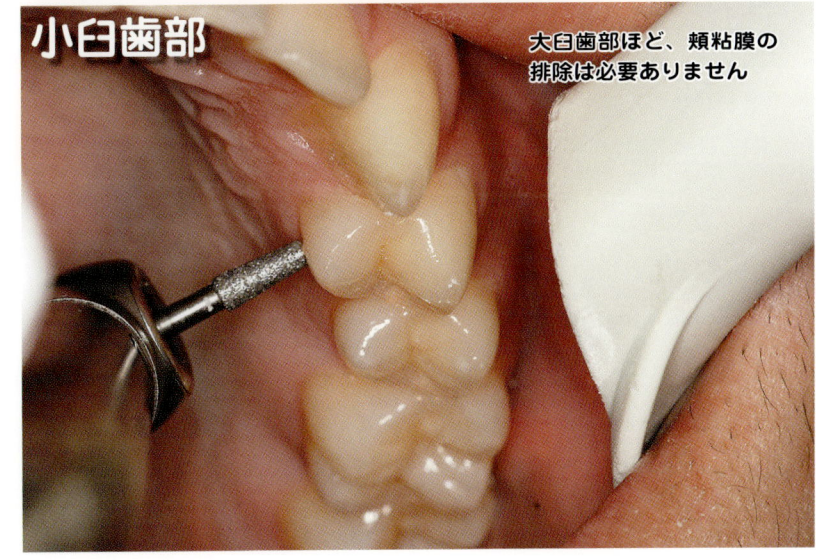

テクニックがグッと向上するワンポイント

【患者さんの顔を傾けて治療しているときは】
患者さんの顔を傾けて治療しているときは、傾いているほうの頬の奥、臼後三角付近に水が溜まります。吸引時は口腔内全体を常に見渡す習慣をつけましょう。

【長時間の吸引になるときは】
患者さんのチェアが高い場合、バキュームを持つ肩が上がりがちになり、疲労がたまることでしょう。ペングリップで把持し左手を添えると、負担は軽減されます。

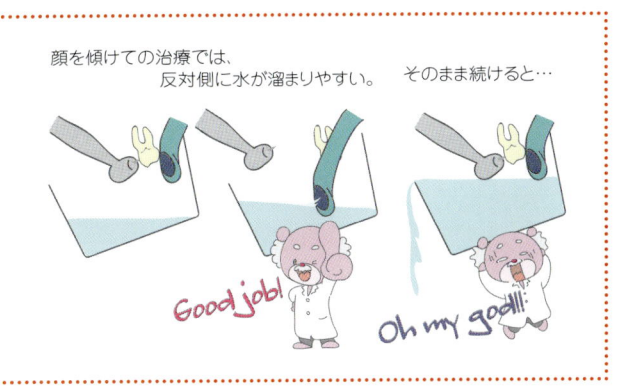

顔を傾けての治療では、反対側に水が溜まりやすい。
そのまま続けると…

Good job!　Oh my god!!

ここからはじめるベーシックアシスタントワーク

下顎右側臼歯部のバキュームテクニック

① 下顎右側臼歯部　咬合面・頬側面切削時のバキュームの位置

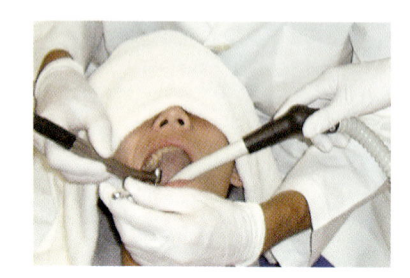

下顎右側臼歯部咬合面・頬側面切削時の吸引は、大臼歯・小臼歯ともにバキュームで舌を排除しながら行います。バキュームチップの向きによっては、舌を吸引してしまうことがあるので、十分に注意します。

小児の患者さんの場合、舌を動かす場合があるので、十分に注意しながら排除・吸引しましょう。

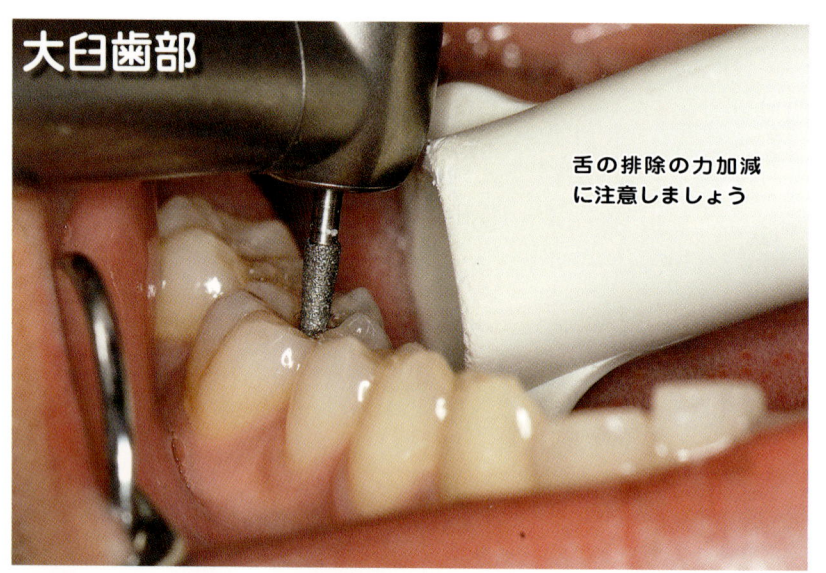

大臼歯部
舌の排除の力加減に注意しましょう

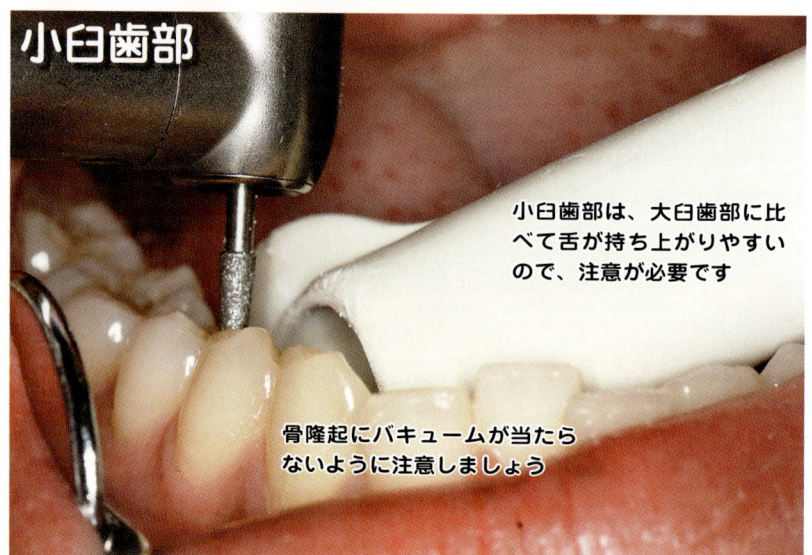

小臼歯部
小臼歯部は、大臼歯部に比べて舌が持ち上がりやすいので、注意が必要です

骨隆起にバキュームが当たらないように注意しましょう

テクニックがグッと向上するワンポイント

【大臼歯部】
嘔吐反射の強い患者さんの場合、バキュームを奥に入れすぎると、えずく（嘔吐反射をおこす）場合があるため、十分に注意しましょう。またその一方で、水がたまりすぎると苦しいと感じる患者さんもいます。バキュームテクニックに頼るだけでなく、場合によってはうがいの回数を増やして、患者さんの負担を減らすようにしましょう。

【小臼歯部】
舌が動きやすいところですので注意が必要です。バキュームで舌を軽く排除しただけでは、バキュームが押し返されてしまうこともあります。舌を吸ってしまう原因となるので、しっかりと（しかし力を入れすぎることなくやさしく）押さえるようにしましょう。

② 下顎右側臼歯部　舌側面切削時のバキュームの位置

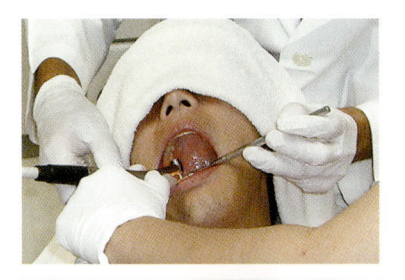

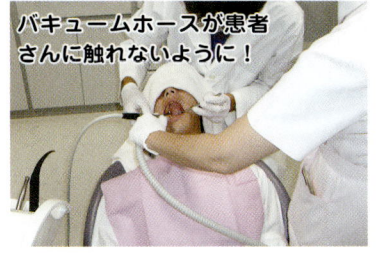

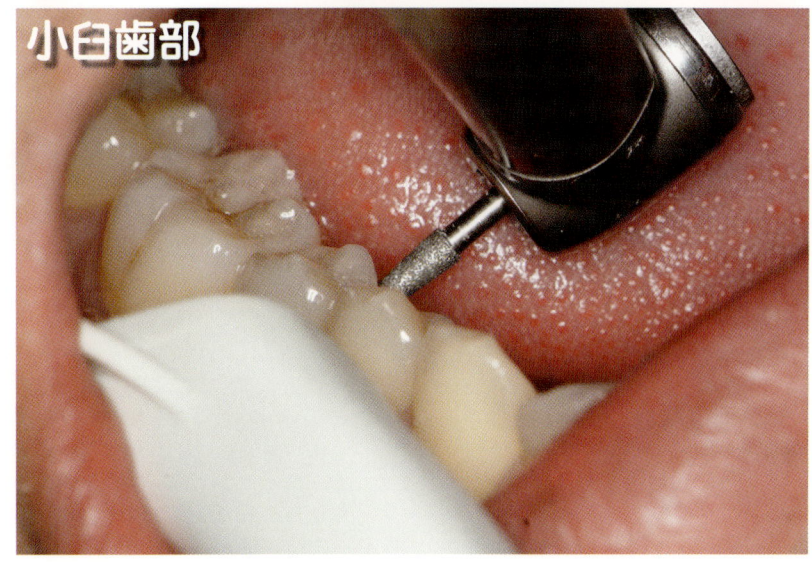

大臼歯部

小臼歯部

バキュームホースが患者さんに触れないように！

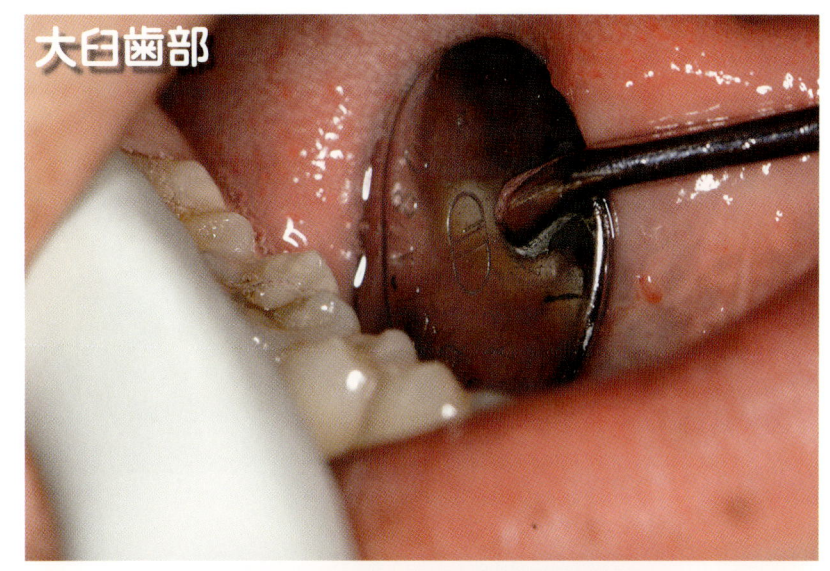

　下顎右側臼歯部舌側面の切削時の吸引は、大臼歯・小臼歯ともに頬側から行います。このとき、バキュームホースが患者さんの上をまたぐため、触れないように注意しましょう。また、咬合面・頬側面切削時と同様に、術者がミラーで頬を排除し、バキュームを舌側に入れて舌を排除することもあります。

　左手でバキュームを把持し頬を排除するので力のコントロールが難しく、引っ張りすぎないようにしましょう。

テクニックがグッと向上するワンポイント

大臼歯部　　　　小臼歯部

　大臼歯部と小臼歯部では、バキュームチップの先端がどこを向いているか、常に考えながら行いましょう。右の写真のように、常に歯面に吸引口が向くようにします。あやまって頬の内面を吸引することのないようにしましょう。

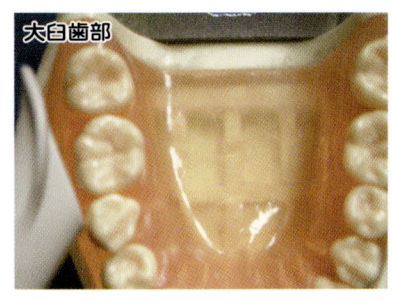

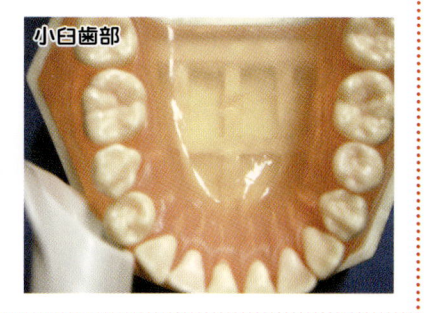

ここからはじめるベーシックアシスタントワーク

下顎前歯部のバキュームテクニック

① 下顎前歯部　唇側面切削時のバキュームの位置

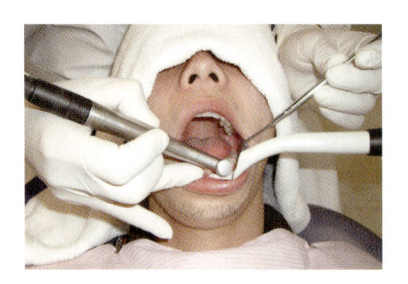

下顎前歯部唇側面切削時の吸引は、ローラーコットンを押し下げながら行います。

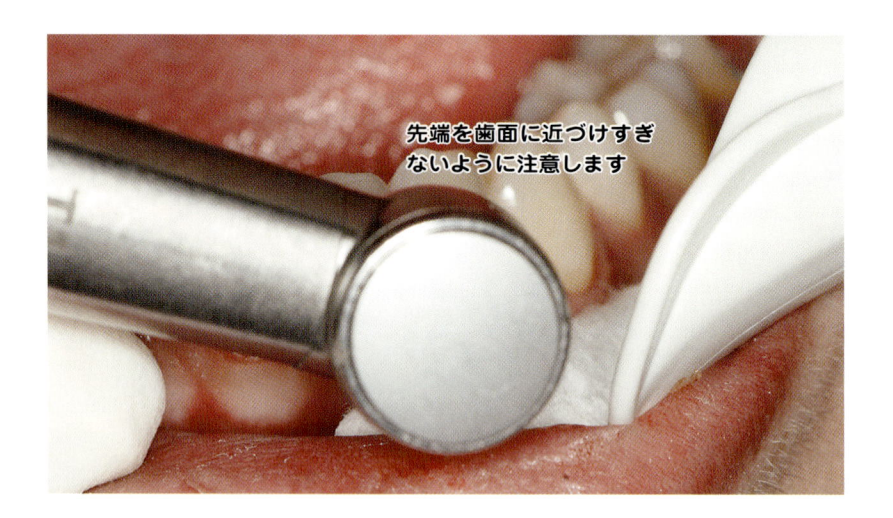

先端を歯面に近づけすぎないように注意します

② 下顎前歯部　舌側面切削時のバキュームの位置

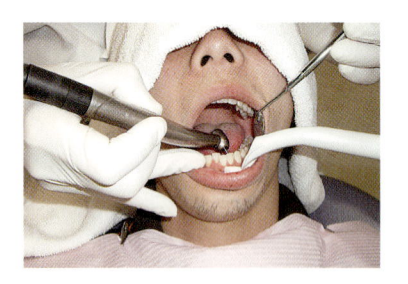

下顎前歯部舌側面切削時の吸引は唇側から行いますが、タイミングをみて下顎右側小臼歯部付近にたまった水も吸引します。

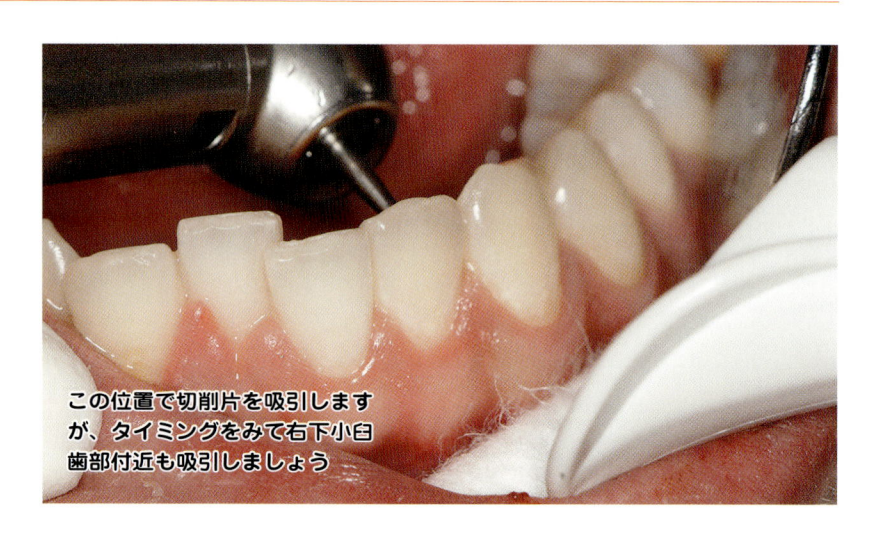

この位置で切削片を吸引しますが、タイミングをみて右下小臼歯部付近も吸引しましょう

テクニックがグッと向上するワンポイント

前歯部の切削時には、水が飛散するので、タオルを常に用意して、ふき取れるように準備しておきます。
歯科医師の手から水が漏れることもあるので、部位だけではなく全体を注意して見るようにしましょう。

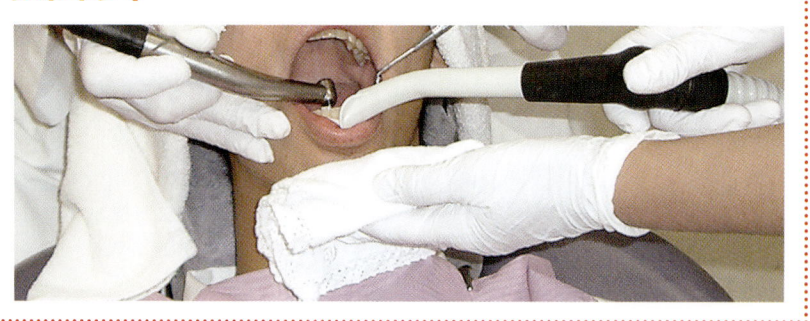

62

下顎左側臼歯部のバキュームテクニック

① 下顎左側臼歯部　咬合面・頬側面切削時のバキュームの位置

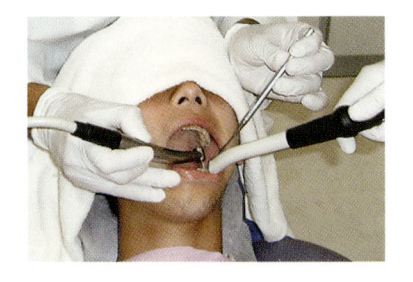

下顎左側臼歯部咬合面・頬側面切削時の吸引は、大臼歯・小臼歯ともにバキュームで頬粘膜を排除しながら行います。

大臼歯部では、頬の力でバキュームが押されることがあるため、バキュームをしっかり把持するようにしましょう。

小臼歯部では、大臼歯部ほど排除する力は必要ありませんので、力加減に十分配慮します。

なお、アシスタントがミラーで舌を排除することもあります（次ページ参照）。

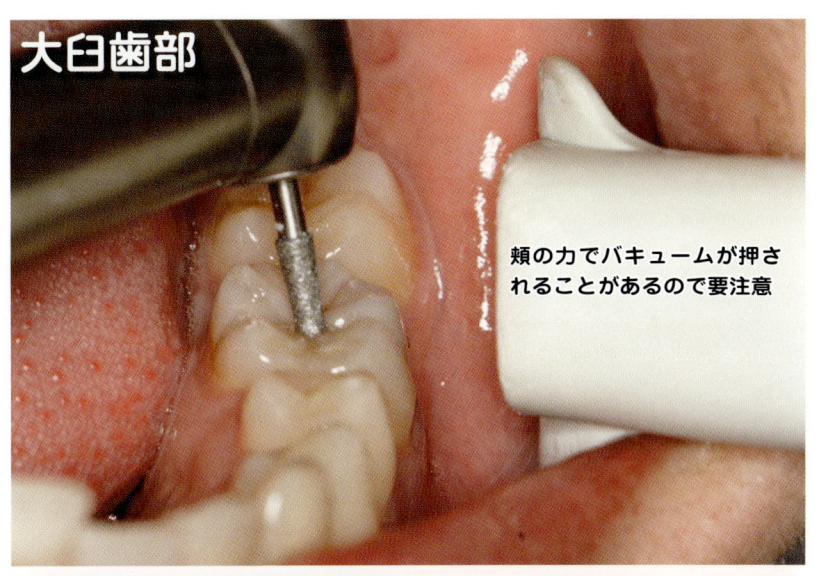

大臼歯部　頬の力でバキュームが押されることがあるので要注意

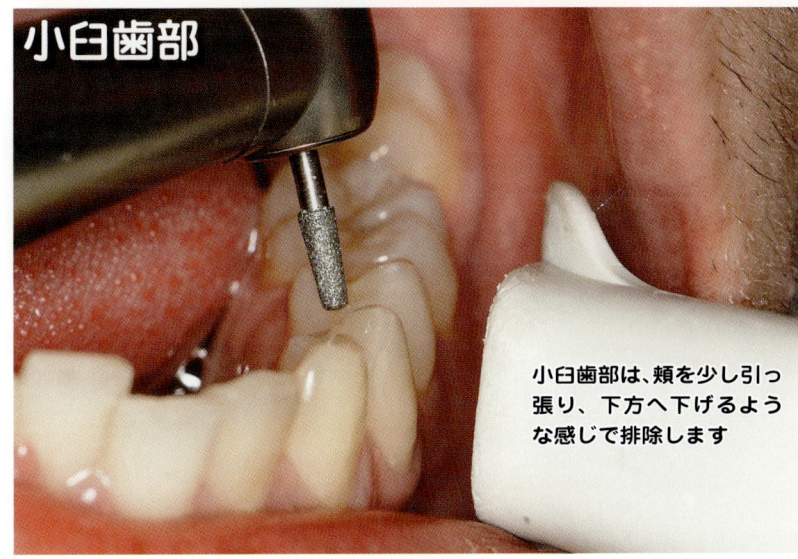

小臼歯部　小臼歯部は、頬を少し引っ張り、下方へ下げるような感じで排除します

テクニックがグッと向上するワンポイント

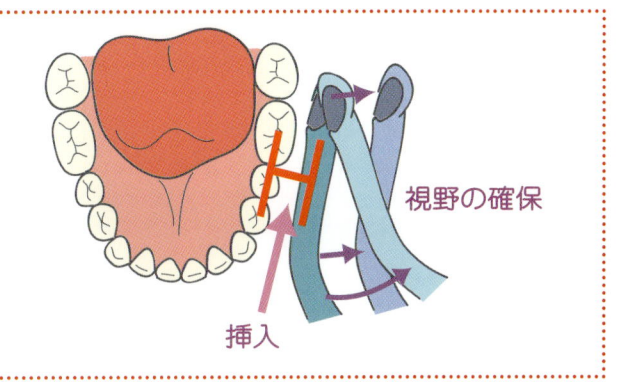

頬側面にほぼ平行にバキュームチップを挿入することで、頬粘膜が排除しやすくなり、視野確保も容易に行えます。ただし、口角にバキュームチップが当たるので、ワセリンを塗布するなど、配慮が必要です。

視野の確保／挿入

② 下顎左側臼歯部　舌側面切削時のバキュームの位置

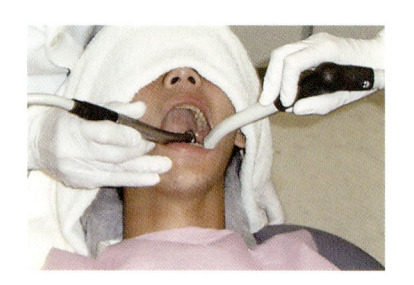

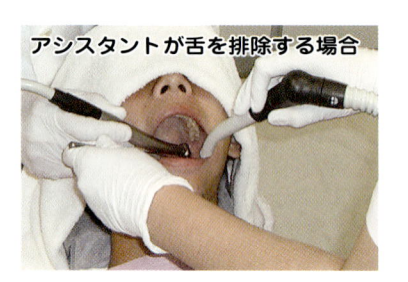

アシスタントが舌を排除する場合

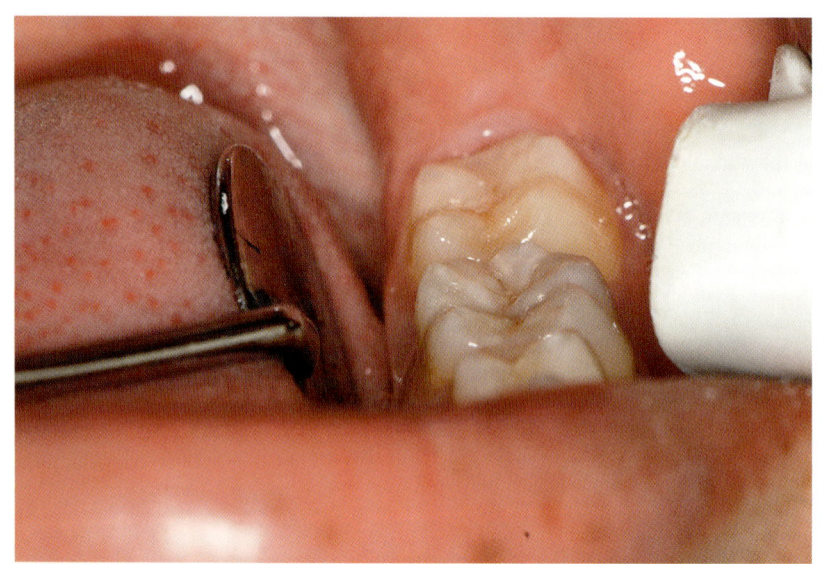

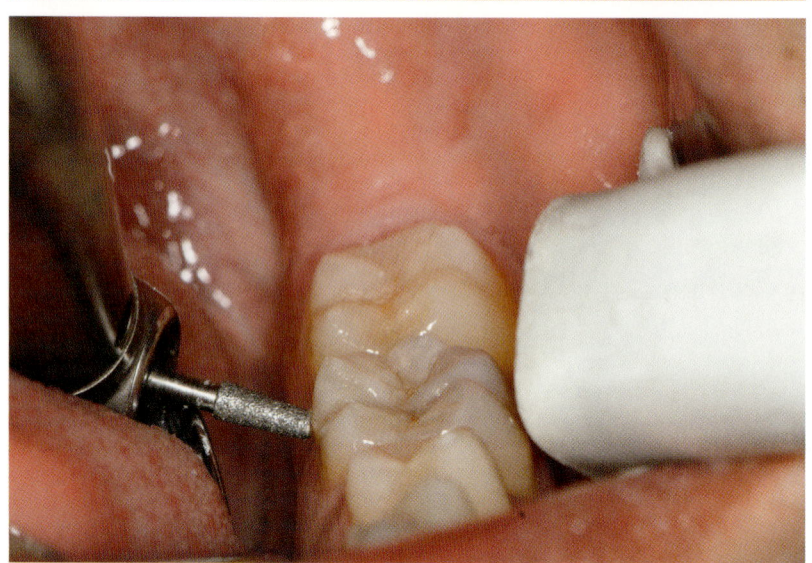

　バキュームテクニックとしては、前ページの咬合面・頬側面切削時と同様です。
　下顎左側臼歯部のバキュームテクニックのポイントは、アシスタントがミラーで舌を排除する場合があることです（下記カコミ参照）。

テクニックがグッと向上するワンポイント

　ミラーによる舌の排除は、ミラーをできるだけ長く持って行うことがポイントです。短く把持していると、タービンの挿入時の邪魔になるばかりか、力が入りやすくなり、患者さんに不快な思いをさせる恐れがあります。長く把持すると、術野が広くなるばかりか、力を入れなくても容易に排除できます。

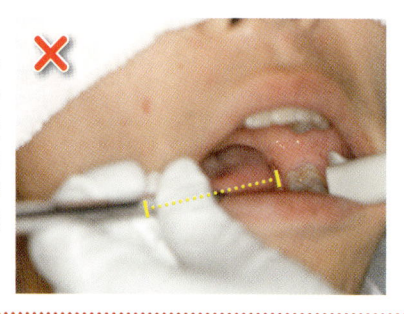

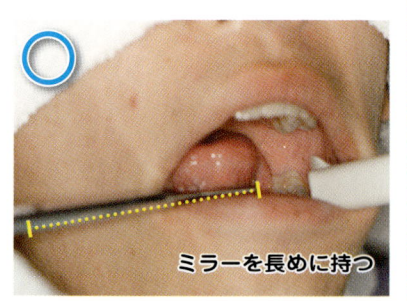

ミラーを長めに持つ

エックス線写真撮影のアシスタントワーク
～誘導からセッティングまで～

なぜエックス線写真が必要か、説明できますか？

しっかり説明して安心してもらうことが大切

エックス線写真は、ごく微量の放射線被曝が生じるため、患者さんにしっかりと安全性と撮影目的を伝えることが求められます。

最近では、デジタルエックス線写真や一般診療室でもCTが導入されるなど、エックス線撮影機器が格段に進歩しています。診療室のエックス線写真がどのくらいの被曝量か、しっかりと把握しておきましょう。

撮影する際には、「エックス線写真を撮る必要がありますが、お撮りしてもよろしいでしょうか」と必ず確認するようにしましょう。これまで何度も撮影したことのある患者さんであったとしても、「今回の撮影目的は○○○です」と、明確に目的を伝え、毎回確認をとるようにしましょう。

なお、撮影を拒まれる方もいらっしゃいます。どうしても必要な場合は歯科医師から再度確認ならびに説明をしてもらうようにしましょう。

● 患者さんへの必須説明事項

【安全性についての説明事項】
・被曝量はきわめて小さく（胸部エックス線写真の10分の1以下）、さらに高感度フィルムの使用によって照射時間も短縮され、人体への影響は非常に小さい。

・撮影時には鉛製のエックス線防護エプロンをかけるので、照射部位以外にエックス線の影響が生じることも少ない。

【撮影目的についての説明例】
・むし歯がどれくらい深く進行しているか確認する必要がありますので、エックス線写真を撮らせていただきたいのですが、よろしいでしょうか。

・歯と歯が接しているところから症状が始まっているようですので…（以下、同じ）。

・歯にかぶせてある金属の下の状態は、目で見ただけでは確実に診断することができないので…（以下、同じ）。

・歯の神経の代わりとなるお薬が入ったので、確認のために…（以下、同じ）。

・歯を支えている骨の状況を確認するために…（以下、同じ）。

・3年前に撮影した状態から健康状態に変化がないか、確認のために…（以下、同じ）。

エックス線写真撮影室への誘導

①撮影が決まったら、すぐにライトとブラケットテーブルを排除する

エックス線写真撮影の指示が歯科医師から出たら、すぐに患者さんに移動してもらうのではなく、まず移動時に患者さんに危険なものはないか、確認します。

とくに、
- 頭をぶつけやすいライト
- 通行の邪魔となるブラケットテーブル

は、すぐに危険のない状態に排除します。

● 準備①　ライト、ブラケットテーブルの位置を変更する

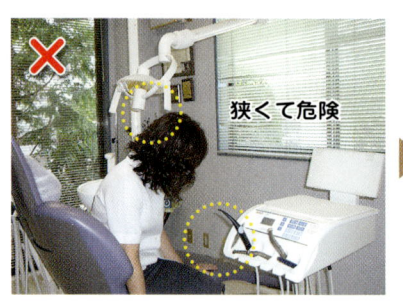

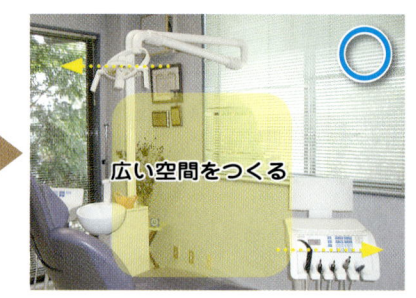

狭くて危険　→　広い空間をつくる

治療前の簡単な口腔内のチェック時にも、ライトやブラケットテーブルの位置は治療時と変わらない状態になります。そのまま患者さんに立ちあがってもらうと、ライトに頭をぶつけたり、ブラケットテーブルにぶつかり器具が散乱してしまうおそれもあります。

②患者さんをエックス線写真撮影室へ誘導する

エックス線写真撮影室への誘導は、第1章で解説した待合室から診療室までの誘導と同様に、
- 目指す方向を指し示して
- 患者さんの前を歩いて

誘導します。

チェアサイドからエックス線写真撮影室までのあいだに歯科医療機器などが置いてあるときは、必ずそれを指し示し、患者さんに注意してもらうようにします。

● 準備②　エックス線写真撮影室への誘導

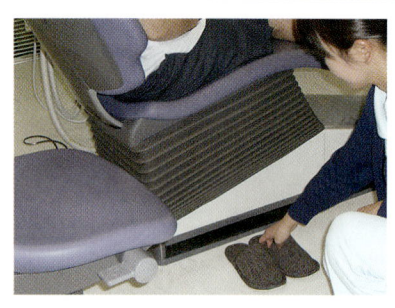

患者さんが立ち上がる前に、さっとスリッパをそろえます。

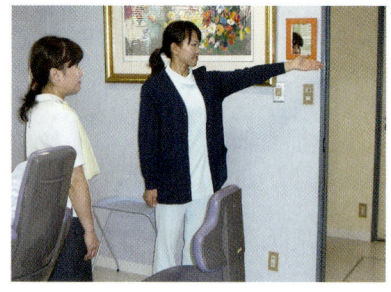

「エックス線写真撮影室はこちらです」と、しっかりと方向を示しましょう。

座っていただく場所も、しっかりと指示します。
「こちらにお掛けになってください」

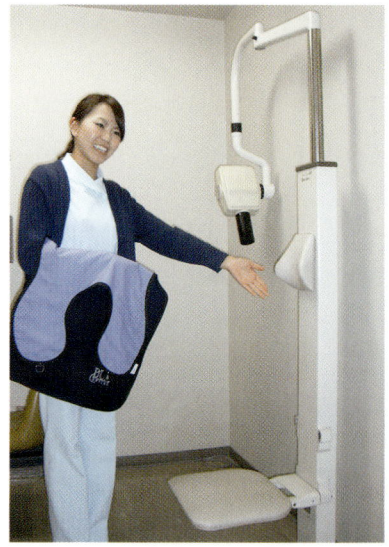

> エックス線写真撮影の準備後、歯科医師がスイッチを押すまでの時間は、短時間が好ましいでしょう。
> 歯科医師の状況と撮影準備のタイミングを考えましょう。

③エックス線防護エプロンを患者さんにかける

エックス線防護エプロンは、ずっしりと重たいものもあれば、最近は非常に軽いものもあります。どちらも声かけをしながら防護エプロンを装着しますが、重いエプロンを使用している場合は、できるだけそっと患者さんの肩にかけるようにしましょう。患者さんからすると、予想以上にずっしりと感じるものですので、急に手を離したりしないよう、十分に注意します。

● 準備③　エックス線防護エプロンの装着

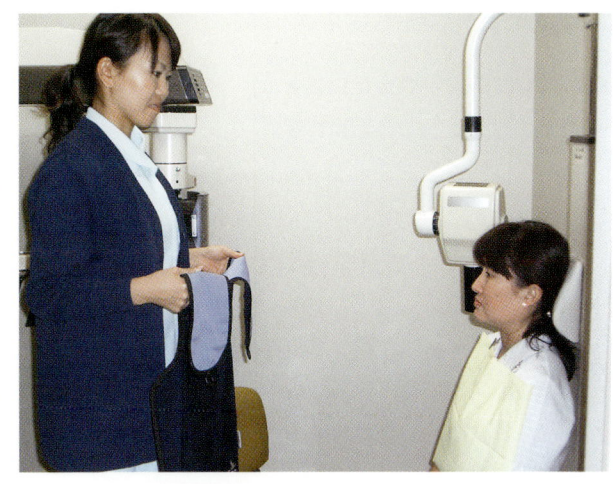

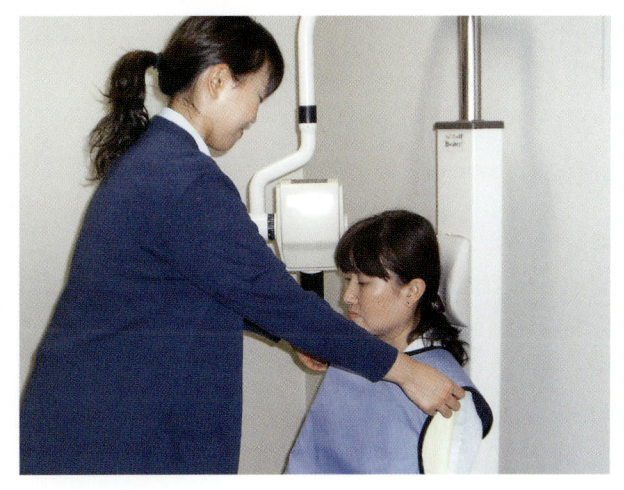

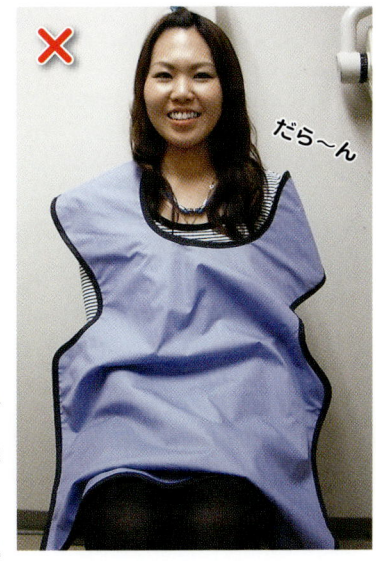

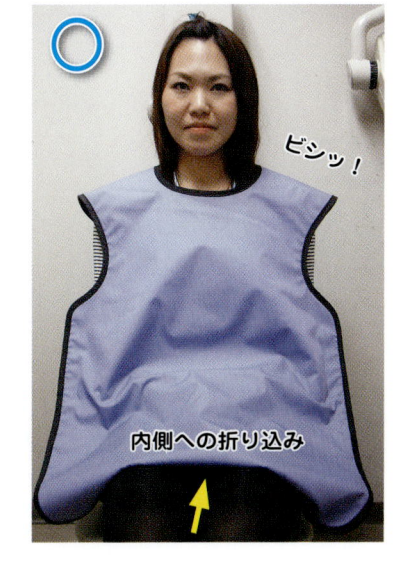

治療時にかけるエプロンは後ろからかけますが、エックス線防護エプロンは前からかけます。「少し重たいですが、すぐ終わりますからね」「前から失礼します」と声かけを必ずしましょう。

確実に装着するために、すこし背中を浮かしてもらったりします。「少し前によろしいですか」と声かけしながら装着します。ここで患者さんの姿勢なども修正します。

✗ だら〜ん
○ ビシッ！
内側への折り込み

エックス線防護エプロンを装着したら、
①左右対称にちゃんとまっすぐにかけられているか
②エプロンのかけかたが浅くないか（撮影途中にずれ落ちることも）
チェックします。
なお②については、裾を内側に少し折り込むと安定します。

10枚法デンタルエックス線写真撮影のセッティング

①全部位共通　撮影セッティングのチェックポイント

撮影直前にチェックしたいこと

デンタルエックス線写真の撮影前に、いくつかのチェックポイントがあります。
①ヘッドレストは患者さんに適した高さになっているか
②防護エプロンはしっかり装着されているか
③撮影部位特有の注意点を説明したか
このうち③については、各部位別フィルムセッティングポイントのところで詳しく解説します。

患者さんはつらい…だからこそ配慮は欠かせない

デンタルエックス線写真の撮影は、患者さんにとってはかなりの苦痛でもあります。
口腔内に挿入するフィルムフォルダの出し入れに気を配り、声かけをしながらやさしく行うことが求められます。
また、立ったままフィルムセットを行うよりも、しゃがんでフィルム挿入部位に目線を合わせるほうが、セッティングが確実にでき、かつていねいな所作に見えます。

> ゆっくり噛んでみてください
> 痛くはないですか？
>
> この声かけは、忘れずに必ず行いましょう。

● ヘッドレストの位置合わせ

ヘッドレストは、撮影時に顎が上下しないように、首の位置をしっかりと固定できる位置に合わせます。

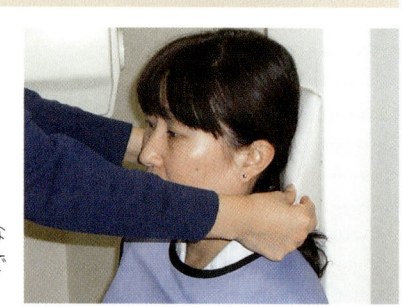

● 撮影部位と目線を合わせると、確実なセットが行える

しゃがんで撮影部位を見ながらセットすることで、フィルムのセッティングミスを防ぐことができます。

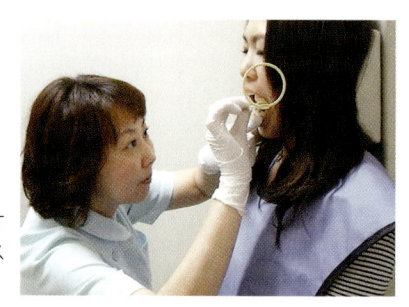

● 口が開きにくい患者さん、フィルム挿入が難しい患者さんへの配慮例

口が開きにくい患者さんの場合、指でフィルムを押さえてもらうとよいでしょう。ただし、コーンの延長線上にフィルムがしっかりあるかどうか、チェックは欠かせません。

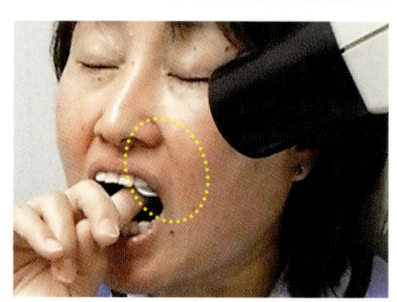

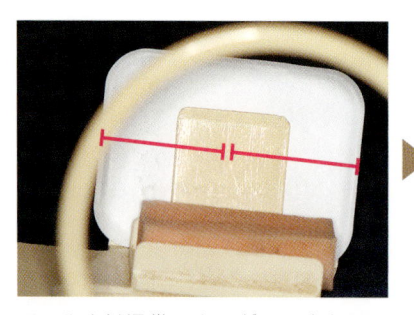

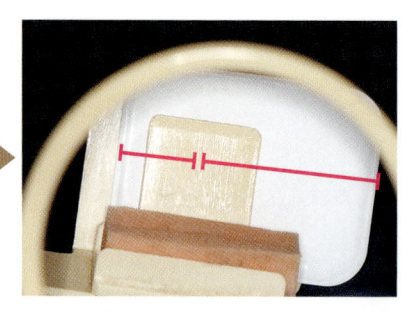

フィルムは通常、ホルダーの中心にセットしますが、最後臼歯などフィルムが届きにくい場合は、位置をずらしてみましょう。ただし、上記同様、コーンの位置とフィルムの位置を一致させる必要がありますので、注意が必要です。

②上顎左側大臼歯部のフィルムセッティング

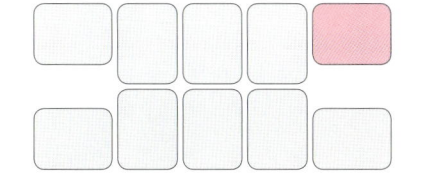

上顎左側大臼歯部は、フィルムセット時に嘔吐反射が生じやすい部位です。患者さんには前もって、「奥なので少し苦しいですが、すぐ終わりますからね」と声かけをしましょう。

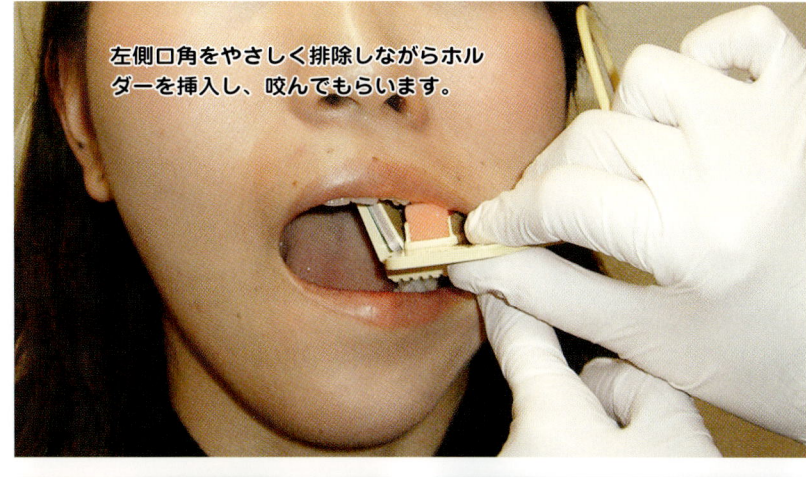

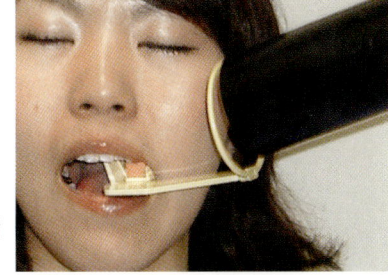

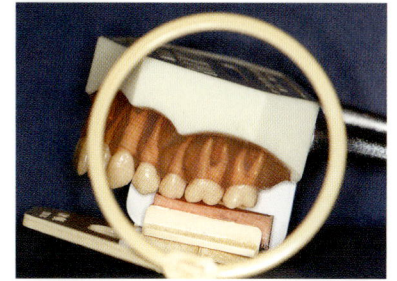

左側口角をやさしく排除しながらホルダーを挿入し、咬んでもらいます。

ホルダーとコーンの位置関係とセットイメージ。

③上顎右側大臼歯部のフィルムセッティング

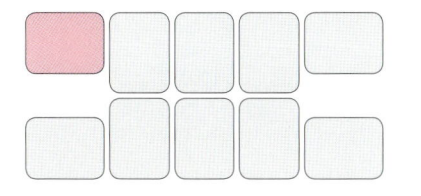

上顎右側大臼歯部も、左側同様、フィルムセット時に嘔吐反射が生じやすい部位です。患者さんに前もって、説明しておきましょう。

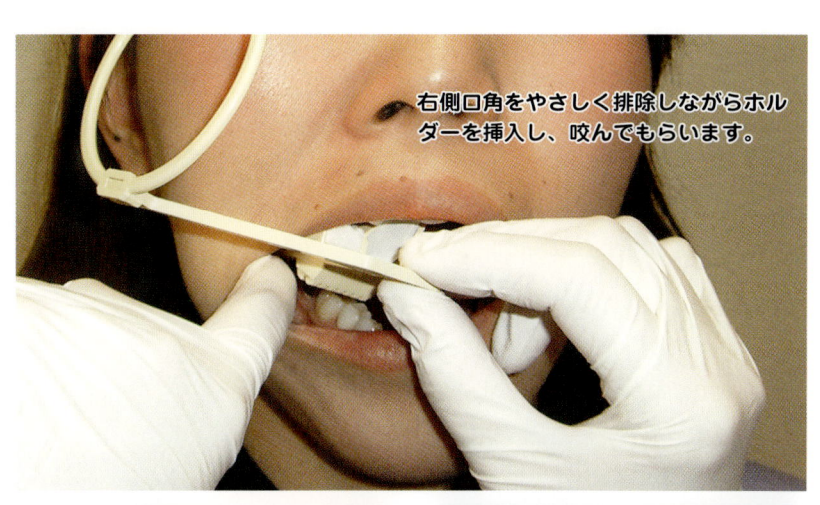

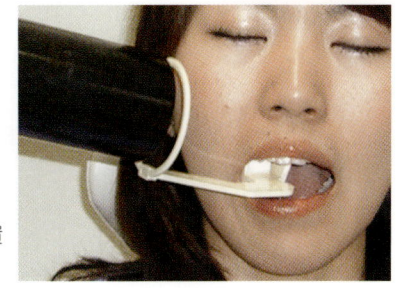

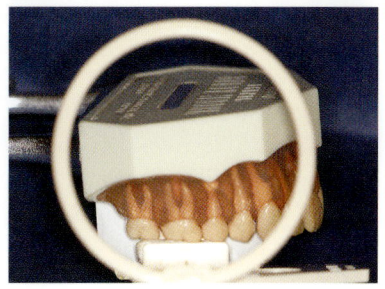

右側口角をやさしく排除しながらホルダーを挿入し、咬んでもらいます。

ホルダーとコーンの位置関係とセットイメージ。

ここからはじめるベーシックアシスタントワーク

④上顎左側小臼歯部のフィルムセッティング

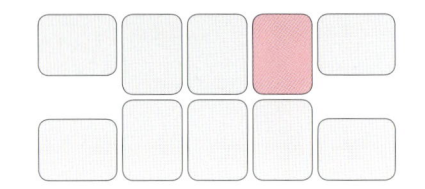

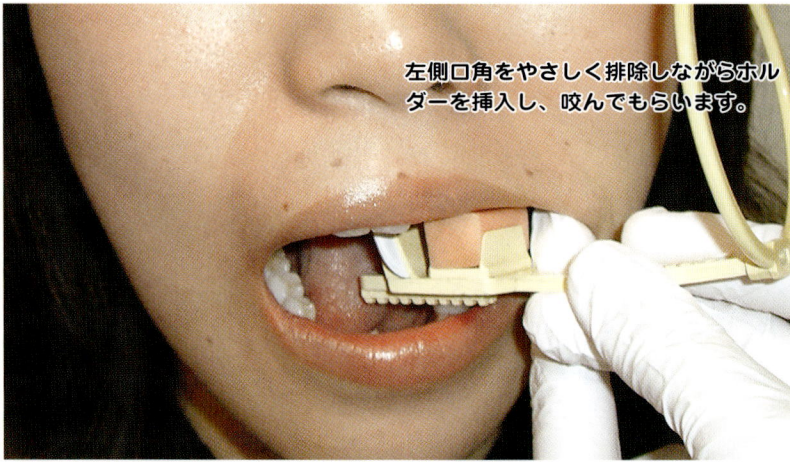

左側口角をやさしく排除しながらホルダーを挿入し、咬んでもらいます。

フィルムが縦位置で挿入されるので、患者さんがホルダーを咬む際に痛みを感じやすいところです。ここでも患者さんには少し我慢していただくことになるので、セット時に「苦しくないか」「痛くないか」必ず声をかけて確認しましょう。

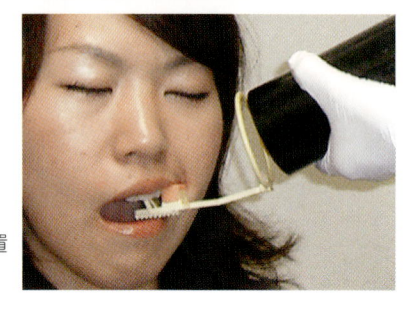

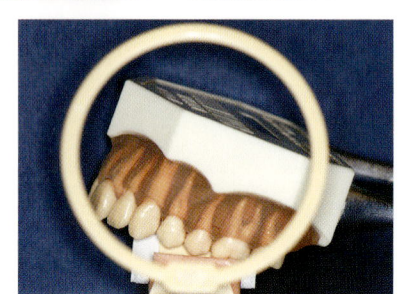

ホルダーとコーンの位置関係とセットイメージ。

⑤上顎右側小臼歯部のフィルムセッティング

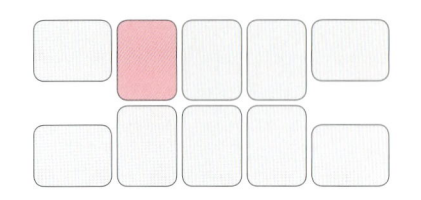

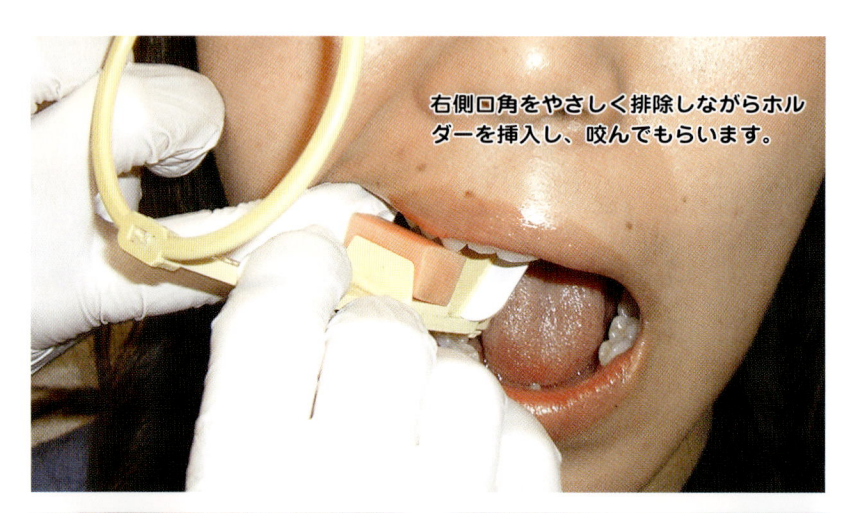

右側口角をやさしく排除しながらホルダーを挿入し、咬んでもらいます。

左側同様、フィルムが縦位置で挿入されるので、患者さんがホルダーを咬む際に痛みを感じやすいところです。セット時には「苦しくないか」「痛くないか」必ず声をかけて確認しましょう。

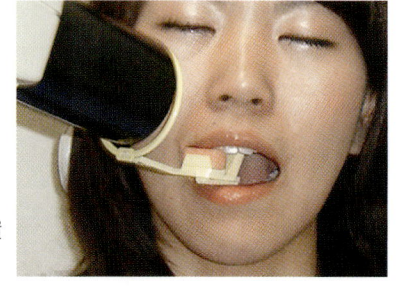

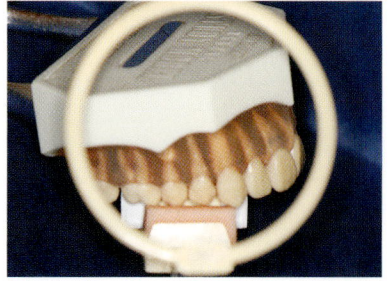

ホルダーとコーンの位置関係とセットイメージ。

第3章　痛くない＆不快じゃない　基本アシスタントワーク

⑥ 上顎前歯部のフィルムセッティング

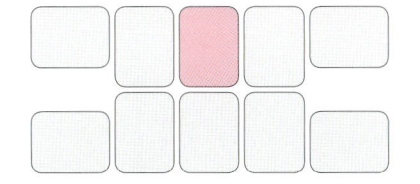

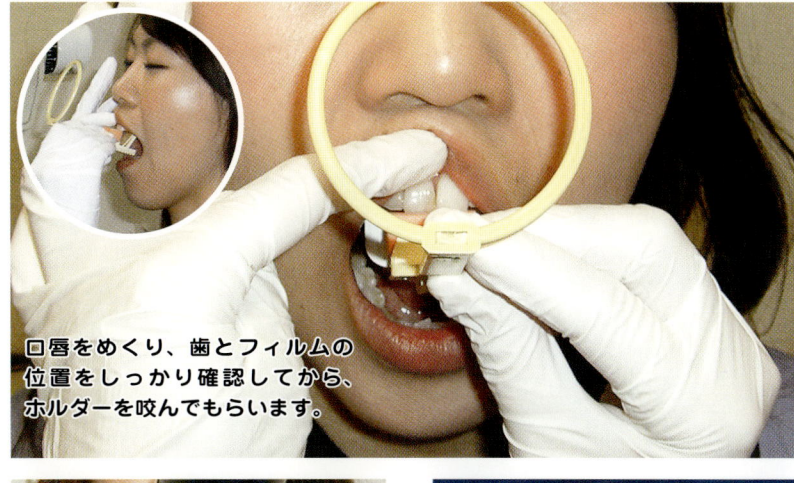

上顎前歯部は、比較的楽に撮影できる部位です。セット時は、舌を「アー」と発音する位置で動かさないようにしてもらいます。

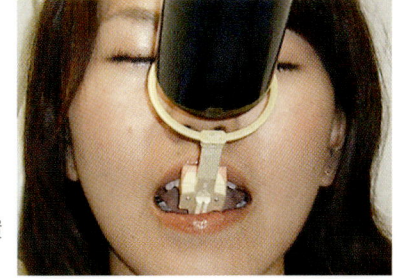

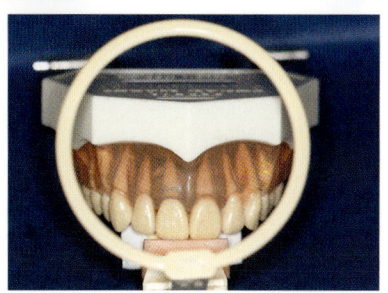

口唇をめくり、歯とフィルムの位置をしっかり確認してから、ホルダーを咬んでもらいます。

ホルダーとコーンの位置関係とセットイメージ。

⑦ 下顎前歯部のフィルムセッティング

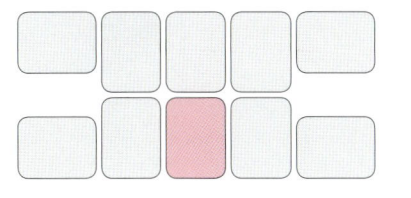

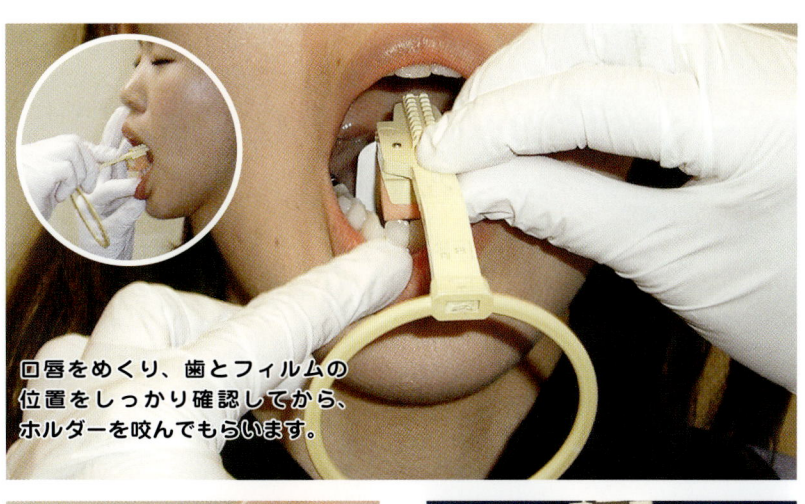

下顎前歯部は、臼歯部よりも楽にフィルムセットが行えますが、フィルムが舌下に押し込まれ、舌小帯に当たるため、患者さんによっては痛みが生じる個所でもあります。セット時には舌を上方に丸めてもらいます。

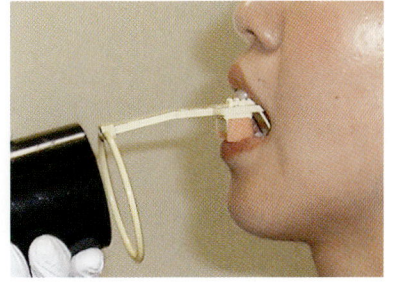

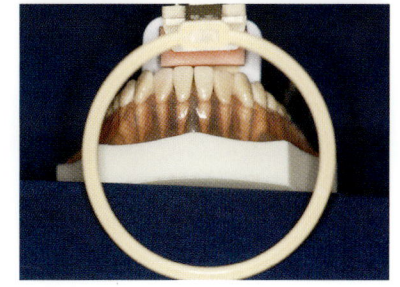

口唇をめくり、歯とフィルムの位置をしっかり確認してから、ホルダーを咬んでもらいます。

ホルダーとコーンの位置関係とセットイメージ。天井を見るよう、少し顔をあげてもらいます。

⑧下顎左側大臼歯部のフィルムセッティング

　下顎左側大臼歯部も、上顎の大臼歯部同様、嘔吐反射が生じやすい部位です。特に舌下にフィルムが届くため、患者さんにとってはつらい部位です。

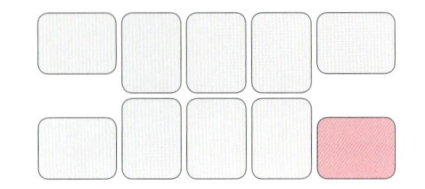

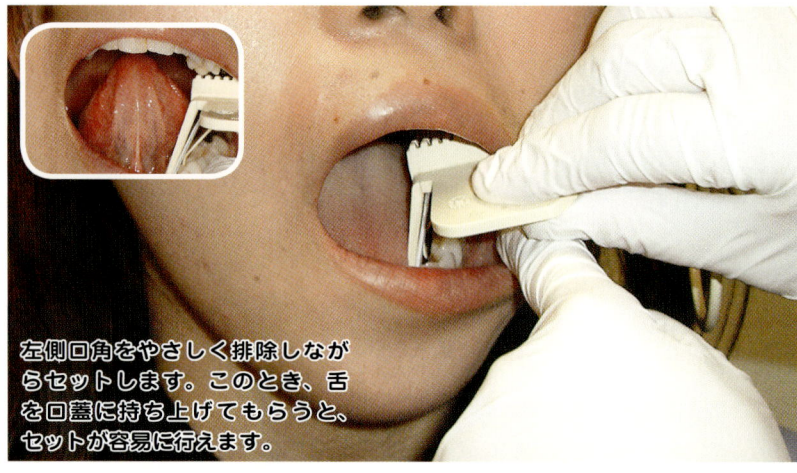

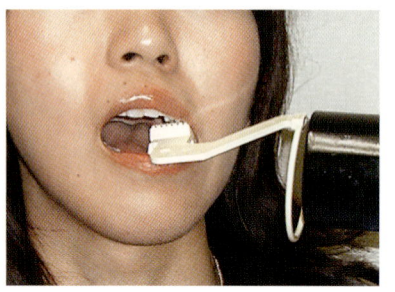

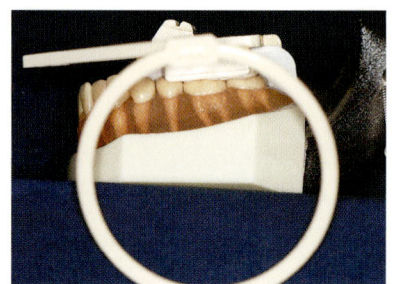

左側口角をやさしく排除しながらセットします。このとき、舌を口蓋に持ち上げてもらうと、セットが容易に行えます。

ホルダーとコーンの位置関係とセットイメージ。天井を見るよう、少し顔をあげてもらいます。

⑨下顎右側大臼歯部のフィルムセッティング

　下顎右側大臼歯部の撮影も、患者さんにとってつらい部位の1つです。
　撮影中は、患者さんに「あと○枚で終わりますからね」と、カウントダウンするとよいでしょう。

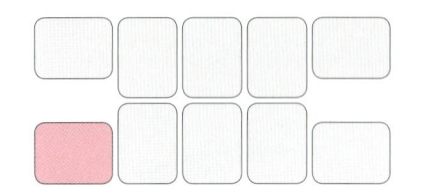

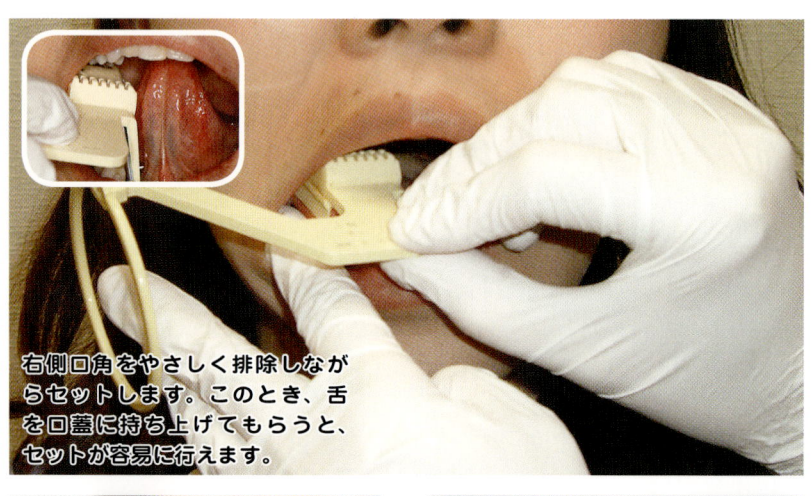

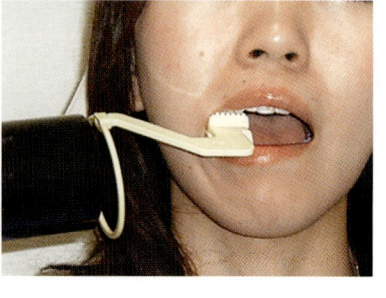

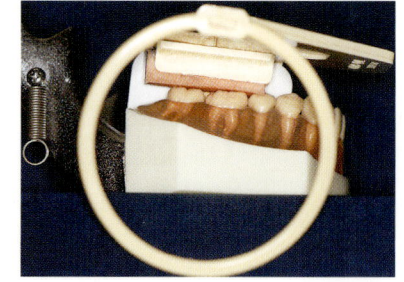

右側口角をやさしく排除しながらセットします。このとき、舌を口蓋に持ち上げてもらうと、セットが容易に行えます。

ホルダーとコーンの位置関係とセットイメージ。天井を見るよう、少し顔をあげてもらいます。

第3章　痛くない＆不快じゃない　基本アシスタントワーク

⑩下顎左側小臼歯部のフィルムセッティング

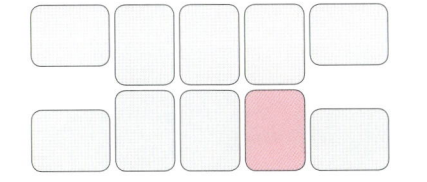

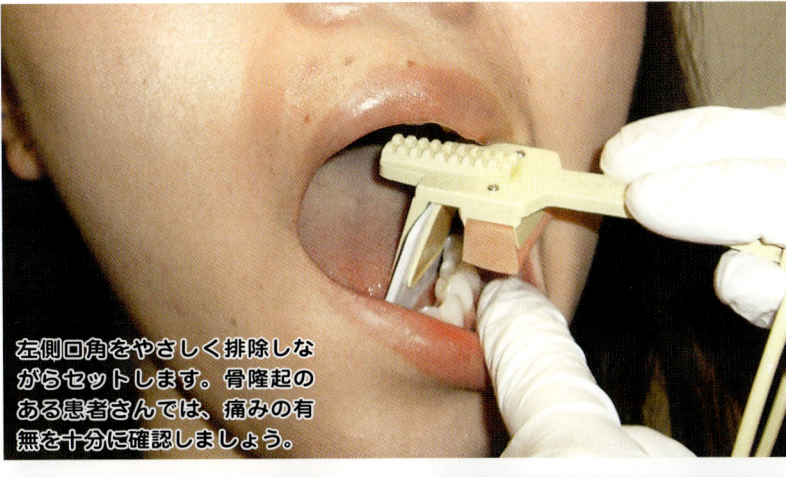

　下顎左側小臼歯部も、舌下にフィルムが届くため、つらい部位です。特に骨隆起がある患者さんでは、ホルダーを咬まずに、フィルムを指で押さえてもらうほうがよい場合もあります。

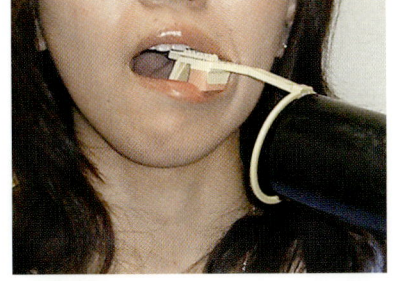

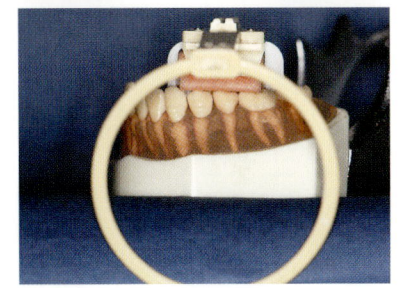

左側口角をやさしく排除しながらセットします。骨隆起のある患者さんでは、痛みの有無を十分に確認しましょう。

ホルダーとコーンの位置関係とセットイメージ。天井を見るよう、少し顔をあげてもらいます。

⑦下顎右側小臼歯部のフィルムセッティング

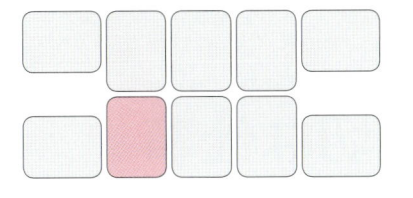

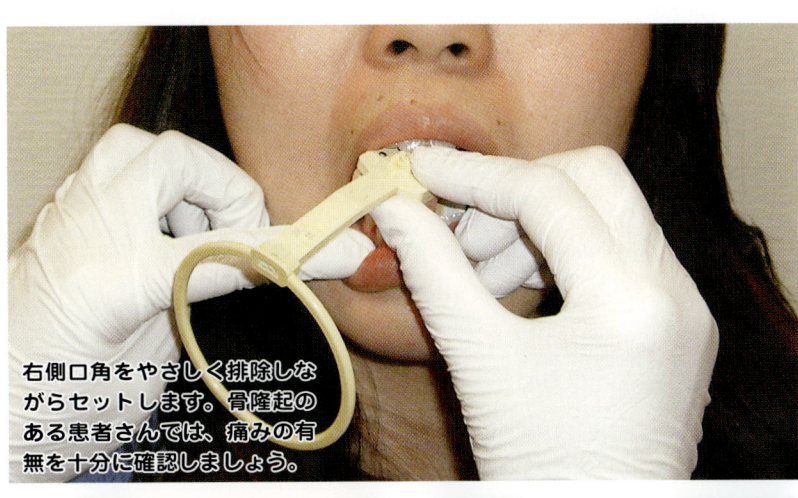

　下顎右側小臼歯部の撮影です。この部位も舌下にフィルムが届くため、つらい部位です。骨隆起がある患者さんでは、左側同様に、ホルダーを咬まずに、フィルムを指で押さえてもらうほうがよい場合もあります。

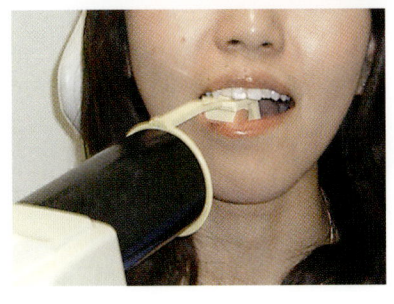

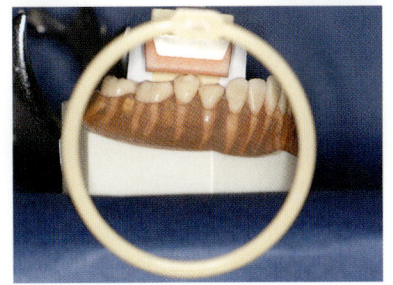

右側口角をやさしく排除しながらセットします。骨隆起のある患者さんでは、痛みの有無を十分に確認しましょう。

ホルダーとコーンの位置関係とセットイメージ。天井を見るよう、少し顔をあげてもらいます。

パノラマエックス線写真撮影のセッティング

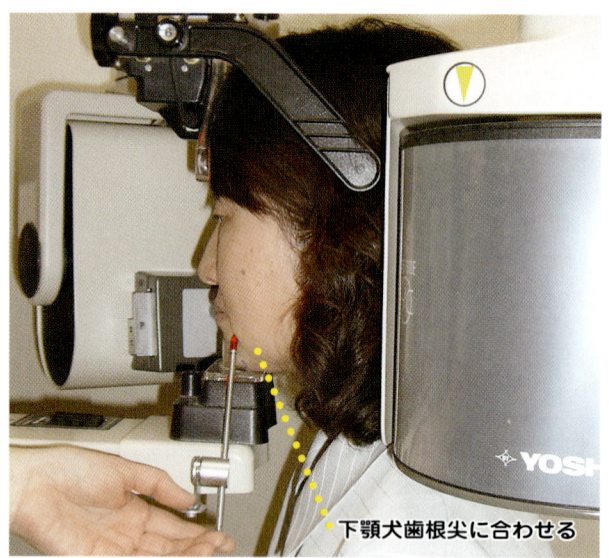

下顎犬歯根尖に合わせる

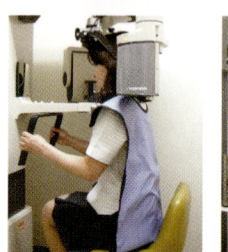

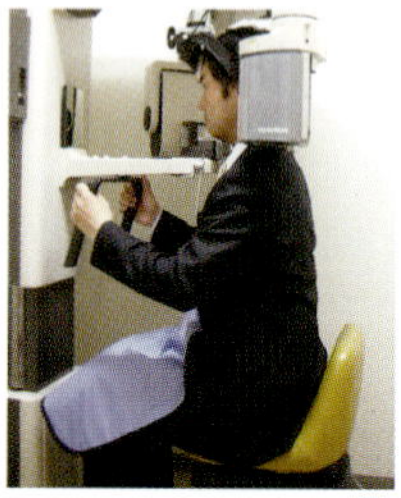

基本姿勢

背筋をしっかりと伸ばしてもらいましょう

「機械が周囲を回転するあいだ、しばらく動かないように」と説明します

エックス線防護エプロンは、後頭部からエックス線が照射されるため、背面に装着する場合が多いです。しかし前面と背面の両面を防護できるタイプが理想的です（男性の場合、生殖器の防護も必要になるため）。

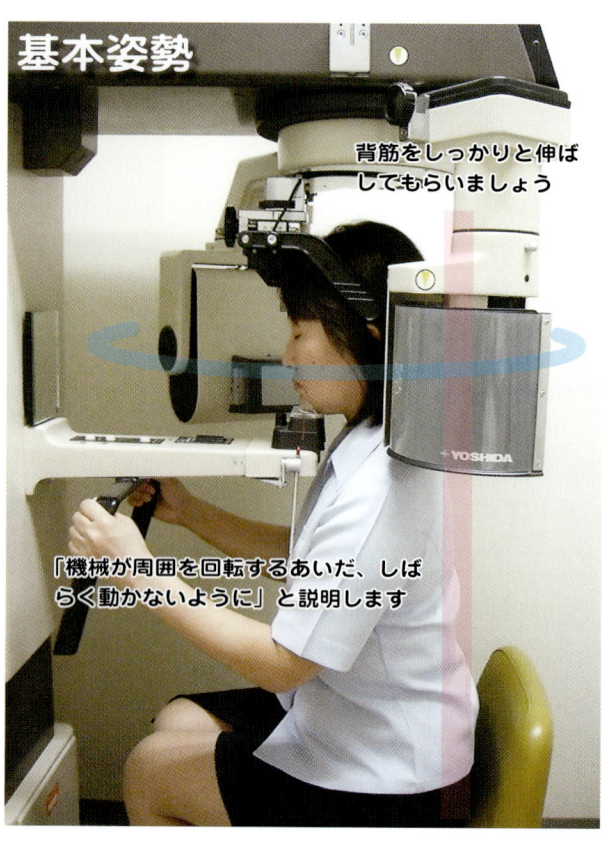

ここでは撮影時の姿勢を説明するため、エックス線防護エプロンを装着せずにシミュレーションしています。

エックス線写真現像機の管理も大切な仕事

どんなにフィルムのセットがしっかり行えても、撮影されたエックス線写真の現像が不良で、読影できないものでは意味がありません。

現在はほとんどの歯科医院で自動現像機を導入していることから、現像の失敗は少なくなりました。しかし現像液、定着液の管理がおろそかでは、どんなに優れた現像機でも適切なエックス線写真は得られません。取扱説明書をしっかり読み、読影できるエックス線写真が仕上がるように準備・管理しておきましょう。

また、廃液は必ず業者に廃棄依頼しましょう。

● エックス線写真現像機の管理の基本事項

①現像液・定着液の交換・清掃は、定期的に行う。

②「定期的に」とはいえ、現像頻度が多かった場合には、早めに交換、清掃するようにする。

③廃液処理は、流しに捨てるのではなく、業者に依頼する。

④温度や湿度によって現像時間が変わるため、季節の変わり目は機器の管理を十分に注意して行う。

マスターしておきたい
血圧測定＆パルスオキシメーターの装着法

どうして血圧などを測定する必要があるの？

血圧測定の必要性

緊張度の高い患者さんや、血圧が高い患者さんの場合、前もって血圧測定やパルスオキシメーターで経皮的動脈血酸素飽和度（SpO₂）を測定しておき、歯科医師に患者さんの状態をお伝えしましょう。

治療に際して、ドキドキしてしまい、貧血状態になる患者さんもたまにいらっしゃいます。また、麻酔をすると、麻酔液中の血管収縮薬の影響で、血圧が上昇します。

なお、血圧を測定することで、緊張のあまりかえって血圧が上がってしまう患者さんもいますので、平常時の血圧はどれくらいか確認するようにしましょう。

パルスオキシメーターの必要性

パルスオキシメーターは、動脈血の酸素飽和度を測定する機器です。麻酔時や手術時の安全確保のために装着します。特に高齢で誤嚥を起こしそうな患者さんの治療時の安全確保（観察）に必要となります。

● 血圧の基礎知識

①血圧とは、血流が血管壁を押す力のこと。
②収縮期血圧（最大血圧：いわゆる上）と、拡張期血圧（最小血圧：いわゆる下）の2つを測定する。
③正常血圧は、収縮期血圧＝130mmHg 未満、拡張期血圧＝85mmHg 未満とされている。
④収縮期血圧が140mmHg 以上、拡張期血圧90mmHgを超えると、高血圧となる。
⑤肥満の人は高い傾向があり、女性は男性よりも5～10mmHg 低い傾向がある。

● 経皮的動脈血酸素飽和度（SpO₂）の基礎知識

①SpO₂とは、動脈の中のヘモグロビンに結びついている酸素の量のこと。
②平地ではSpO₂はほぼ100％。
③落ち着いた安静状態で、常に同じ姿勢、同じところで測定する必要がある。

ここからはじめるベーシックアシスタントワーク

一般的な自動血圧計のセットのしかた

ステップ1
コンセントと電源を入れる。

ステップ2
エアー管が手のひら側にくるように、カフを健側に巻く。

ステップ3
スイッチを押し、測定を開始する。自動的に加圧される。

ステップ4
数値を記録してカフを外し、電源を切る。

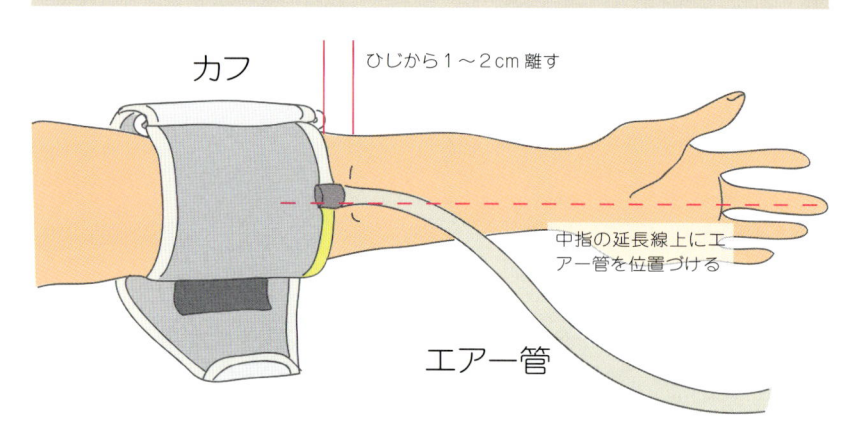

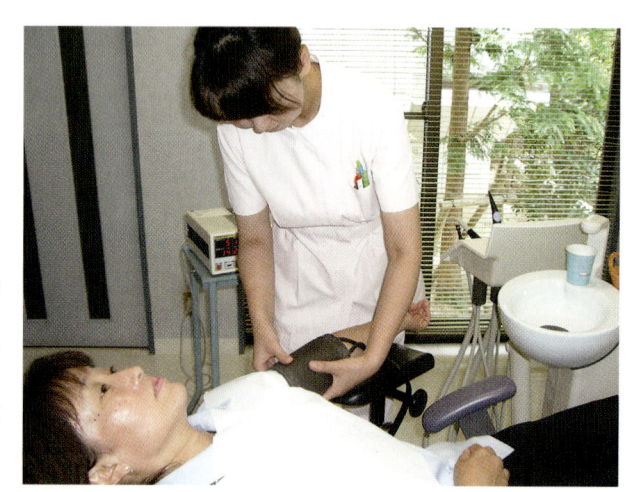

● カフの巻きかたの基本

カフ／ひじから1〜2cm離す／中指の延長線上にエアー管を位置づける／エアー管

※カフは健側（右側が多い）に巻くことが基本です。ただし、乳がんなどで右側に手術を行った患者さんの場合では、左側の腕にカフを巻きます。
※血圧が高い患者さんで外科処置を行う場合などでは、血圧計をつけたまま処置を行うほうがよい場合もあります。
※歯科医師は患者さんの右側に座ることが多いことから、治療の邪魔にならないように、左側にカフを巻くことが多くなります。

パルスオキシメーターのセットのしかた

パルスオキシメーターは、患者さんの指先に光プローブとよばれる器具を取り付け、スイッチを押すだけで準備は終了です。

光で測定するため、外部の光を受けると正確に測定ができません。また、マニキュアがついた指では反応しにくいこともあるので、測定が予定されている際は、患者さんに前もってマニキュアを除去してもらいましょう。

● 指先にプローブを装着するだけで安全管理ができます

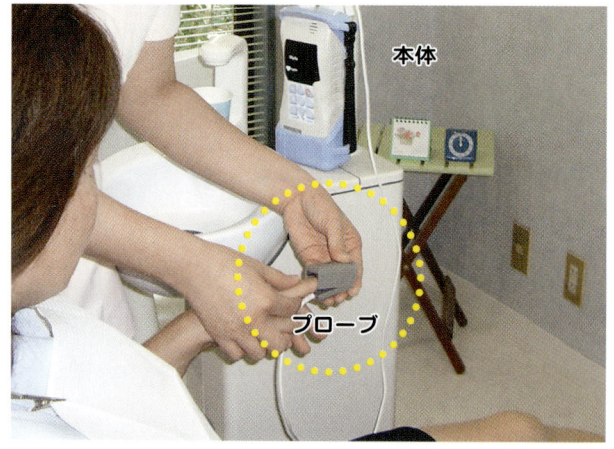

本体／プローブ

指先に光プローブを挟むだけで準備完了です。

患者さんを不安にさせる「無言の行動」は絶対にやめよう

治療中は、チェアの上げ下げやスリーウェイシリンジでの注水など、アシスタントワークも忙しいものとなります。しかしどんなに忙しくても、何か行動を起こすときは、必ず患者さんにひと声かけましょう。

突然チェアが動いたりすると、患者さんは「次に何が起こるんだろう」と、とても不安になります。

また治療途中に、歯科医師が退室／退席するときがあるでしょう。そのようなときも、必ず「しばらくお待ちください」とお伝えしましょう。他に何も仕事がない場合であれば、患者さんと短い会話などをして不安を解消するのもよいでしょう。

場合によっては、担当の歯科医師・歯科衛生士・アシスタントの全スタッフが患者さんから離れなくてはならないこともあるでしょう。そのようなときは「どれくらい待っていただくのか」を患者さんに伝え、手のあいている他のスタッフに様子を見てもらうようお願いしましょう。患者さんを1人にするのはとても危険です。

● 患者さんがとても不安になる無言の行動

チェアが急に動き出す

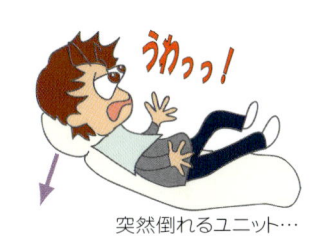

「チェアが動きますよ」「倒しますね」と、必ず声をかけてから動かすようにします。逆に、水平位のままで放置されるのも、患者さんの不安が高まります。

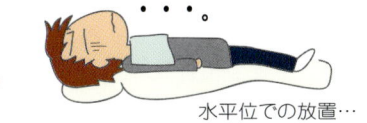

突然倒れるユニット…
水平位での放置…

口腔内に急に風や水が入る

「少し風をかけますね」「お水が出ますので、苦しいときは手を挙げてくださいね」など、声かけを必ずするようにします。声かけと同時に、肩に少し手をおいてあげると、落ち着かれる方もいます。

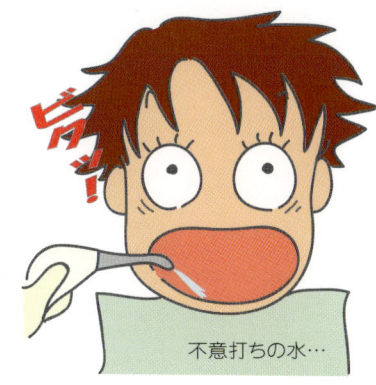

不意打ちの水…

何かの準備を黙々としている

たとえば抜歯の準備時では、表面麻酔の説明や「麻酔をすれば痛くない」などの会話をしながら、患者さんの不安を解消するように努めます。また、患者さんの気持ちを察し、「抜いたり麻酔したりするのって、イヤですよね」と、同調する会話をするとよい場合もあります。

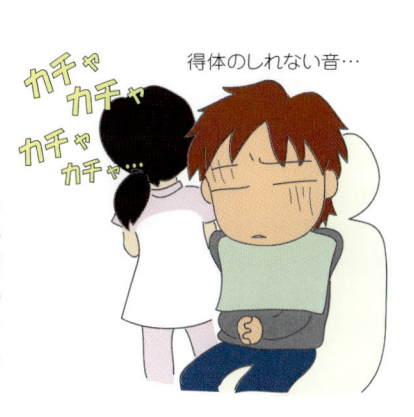

得体のしれない音…

「おつかれさまでした」
治療終了後にすべきこと

患者さんの口元は汚れていませんか？

治療後、患者さんの口元は汚れているものです。

女性では化粧直しをされるときに気がつくでしょうが、女性ほど鏡を見る習慣の少ない男性では、口元が汚れたまま診療室を出てしまうこともあり得ます。

治療終了時は、患者さんの口元を一度確認し、汚れているようならばおしぼりなどを勧めるとよいでしょう。

● 治療後の口元は汚れていることが多い

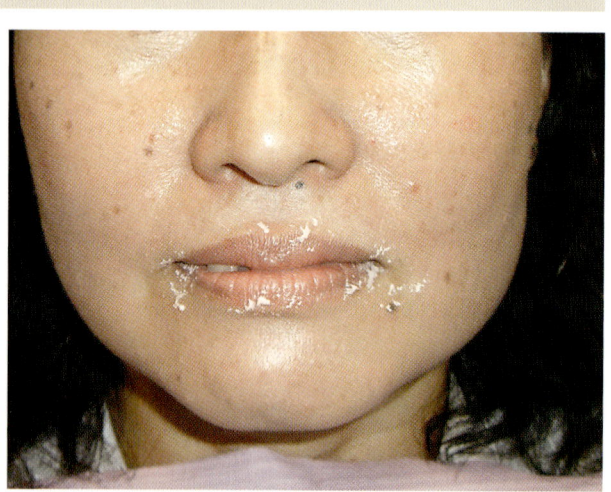

治療直後の女性患者さんの口元。いくら化粧直しをするといっても、このままチェアから待合室まで戻っていただくのは、配慮が足りないでしょう。

ちょっとひと工夫

おしぼりは、バスソルトを使用して香りづけをしてみましょう。夏は冷蔵庫で冷やし、冬は患者さんに渡す前に電子レンジで30秒ほど温めるだけで、ぐっと印象が変わります。

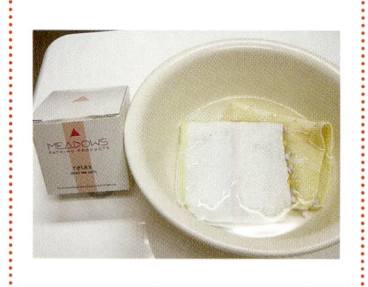

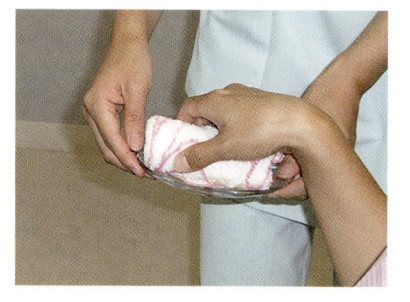

受け皿におしぼりを乗せて渡します。少しの汚れであれば、ワッテを水で濡らして拭き取るのもよいでしょう。チェアを起こす前に、「お口に少しついてしまったので、お取りしますね」と、声かけしてから除去します。

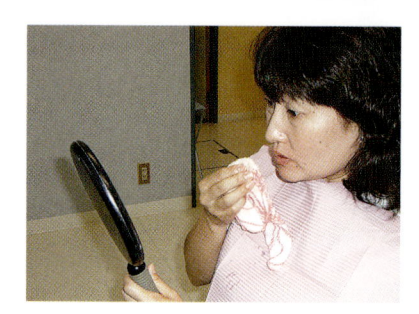

おしぼりを渡すときは、「よかったらお使いください」と声をかけましょう。TBI時に使用する鏡も一緒に渡します。なお、化粧直しは洗面所でお願いしましょう。

患者さんによっては"大丈夫"といわれる方もいますが、「知り合いに会ったら、『どこで何していたの？』なんて言われちゃいますよ」くらいの声かけをすると、遠慮せずにおしぼりを使われます。

治療終了後に患者さんに確認しておくべきこと

「なにか質問はございませんか？」

患者さんに退室／退席していただく前に、歯科医師からの今日の治療内容の説明が理解できたかどうか、質問しましょう。

歯科医師からの説明は、治療直後になされることが多く、ボンヤリ聞いてしまう患者さんも多くいらっしゃいます。

患者さんがもう一度説明を求めたら、歯科医師に伝え、その場、もしくは受付などで歯科医師から説明してもらいましょう。

「注意事項がいくつかございます」

治療内容によっては、飲食やケア方法など、患者さんに注意していただくことがあります。その説明を、チェアサイドで行います。

説明は口頭だけではなく、できれば説明書きを患者さんに渡して、説明しながら注意してほしいポイントを示すとよいでしょう。

説明書きは、前もって、治療内容別の注意点を整理して印刷しておくと便利です。

「次の治療予定は……」

今日の治療に引き続いて次回も治療が行われる場合などは、
・次回の治療内容はどのようなものか
・あと何回、アポイントが必要なのか
を、患者さんに説明します。

患者さんから具体的な質問があった場合には、歯科医師に報告し、説明してもらいましょう。

> 受付でも上記3点は確認してもらいます。次回のアポイントで時間を有する場合などは、しっかりと受付担当者に伝達しましょう。

ねぎらいのことばを忘れずに「お疲れさまでした」

患者さんは治療を受け、疲れていることでしょう。ていねいな所作でエプロンを外しながら、患者さんにねぎらいのことばをかけましょう。

待合室への誘導も、方向を指し示しながら前を歩きます。

なお、患者さんがチェアサイドから離れた直後に、忘れ物がないか、しっかり確認しましょう。

● 診療終了後こそ、ていねいに

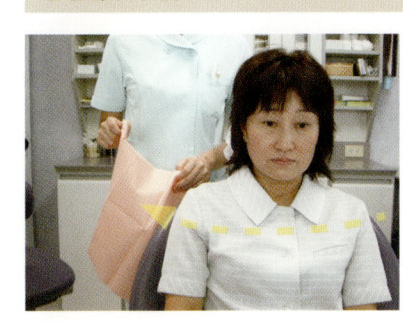

「今日はこれで終わりになります」「お疲れさまでした」など声かけをしながら、エプロンをスッと引き取ります。

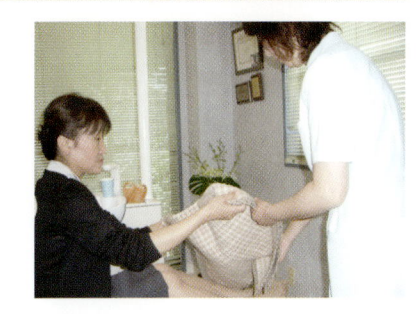

ブランケットは、患者さんから外だすことが多いですが、「お預かりします」と声かけして片づけましょう。

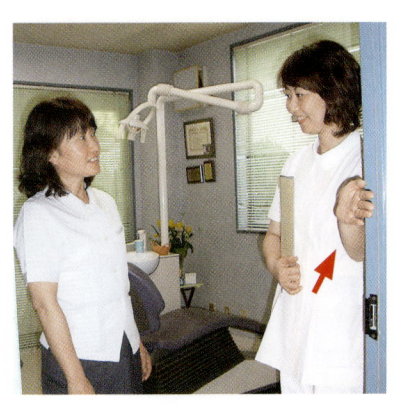

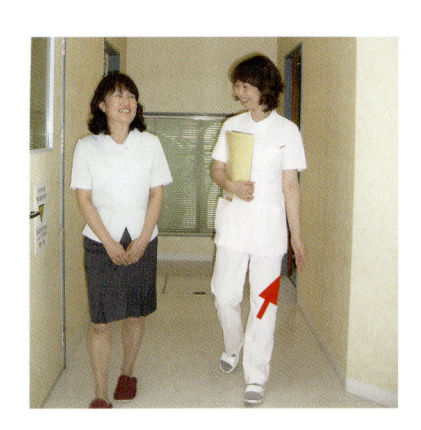

待合室までの誘導も、導入時と同様に手で方向を示しながら行います。このとき、患者さんに「お疲れさまでした」の気持ちを込め、なにかお話をしながら誘導するとよいでしょう。

4

テキパキこなしたい治療後の後片づけ

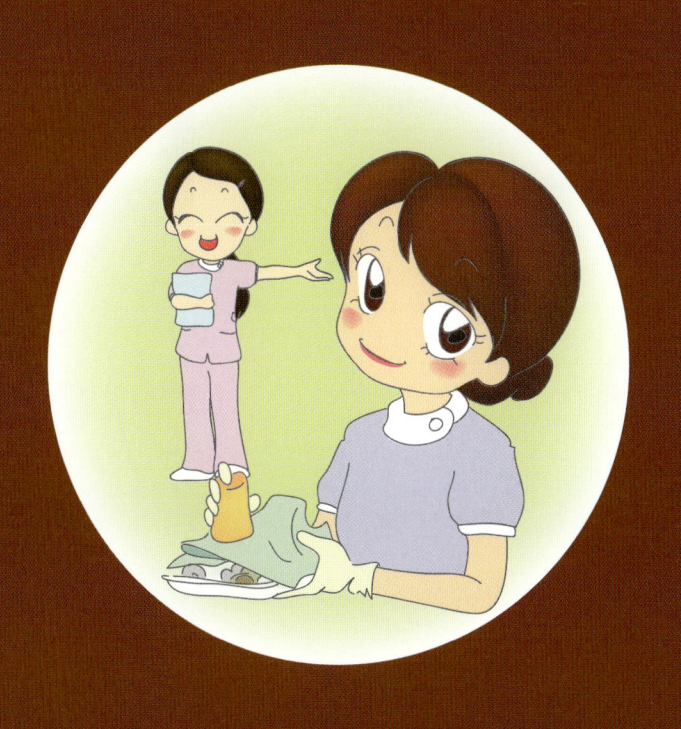

ここからはじめるベーシックアシスタントワーク

スピットン周囲の後片づけ

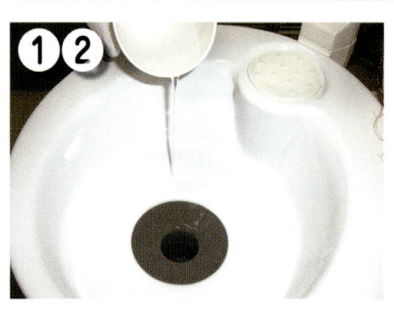

スピットン周囲の基本後片づけ方法

基本は「水洗・拭き取り・吸引」

スピットン周りの後片づけは、よほど汚れていない限り、
　①コップの中の水を捨てる
　②スピットンの全周を水洗する
　③周囲の水の飛沫を拭き取る
　④排水口に残った残渣をバキュームで吸引する
で終了です。

血液・染色液などで汚れが強く付着している場合は

血液や染色液の着色汚れが残っている場合があります。

うがいをしていただく際に、スピットンに水を流しておくと汚れの付着を少なくすることができますが、それでも残ってしまったときは、アルコール綿に歯磨剤をつけて拭き取り、水洗することで、きれいに落とすことができます。

● スピットン周囲の後片づけ

①② コップの中の水を捨て、全周を水洗します。コップは後片づけで使用するので、つぶしたりしないように！

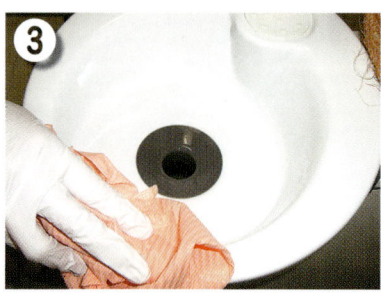

③ 全周を水で流したのち、使用済みエプロンで飛沫を拭き取ります。

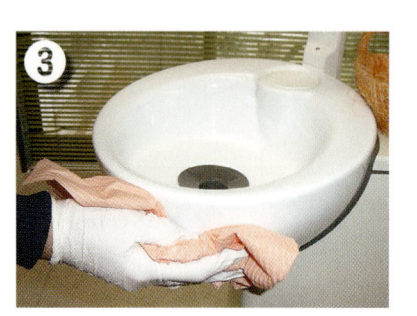

③ スピットンの裏側まで飛沫がある場合もあるので、しっかり拭き取ります。

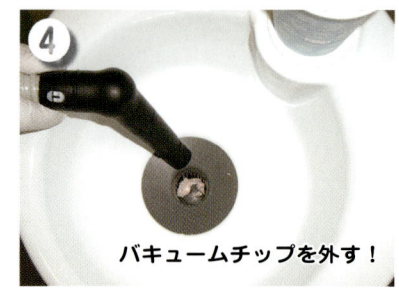

④ **バキュームチップを外す！**
バキュームチップを外し、残渣を吸い取ります。

強固な汚れが付着しているときは……

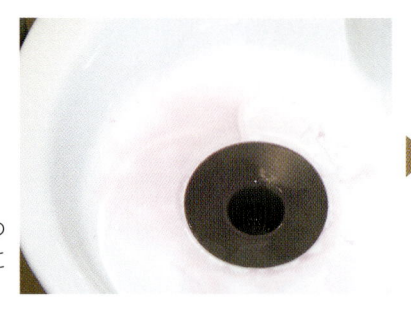

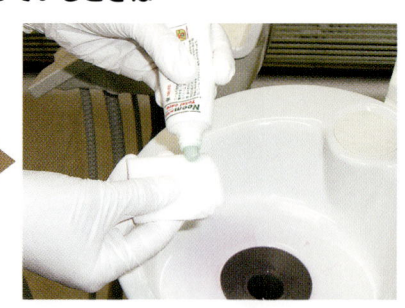

強固な着色は、歯磨剤をアルコール綿につけて拭き取り、水洗することで、きれいに除去できます。

後片づけ後に再確認！こんなところも汚れている

患者さん目線で再チェック

　チェアに座り、いざうがいをしようとする患者さんの目線でスピットン周囲を見てみると、思いもよらぬところに大量の水滴や汚れが付着していることがあります。

　高齢患者さんや小児の患者さん、麻酔を受けた患者さんなどでは、スピットンに水をうまく吐き出せない場合があるからです。

　また、義歯の調整や暫間修復物の修正などを行ったときは、床に破片が飛び散っていることもあるので、フローリング用粘着シートで取り除くようにしましょう。

　少ない時間での後片づけですが、患者さん目線でスピットン周囲や床を再確認する習慣をつけましょう。

● 患者さん目線でスピットン周囲を再確認しよう

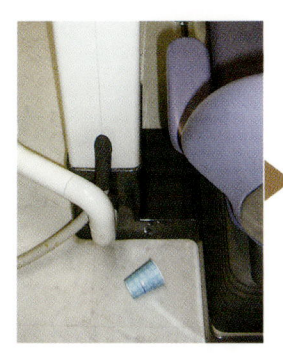

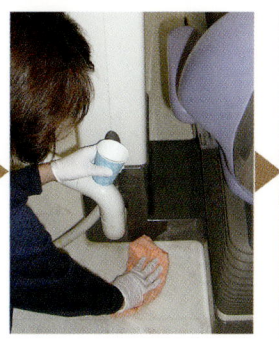

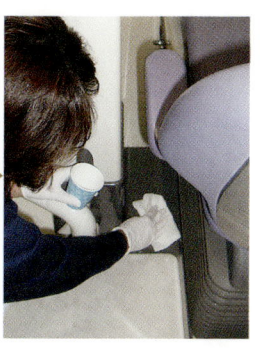

コップが床に転がっていることも！ 使用済みエプロンで拭き取ったり、ペーパータオルなどを使用して、チェアの足元の水滴や汚れも拭き取るようにします。

● 床に破片が散らばっていることも

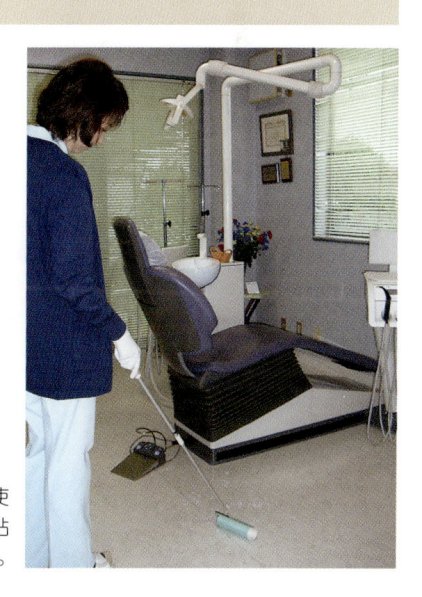

ほこりを巻き上げる掃除機の使用はNG。手早く取り除ける粘着テープで床掃除をしましょう。

ちょっとひと工夫

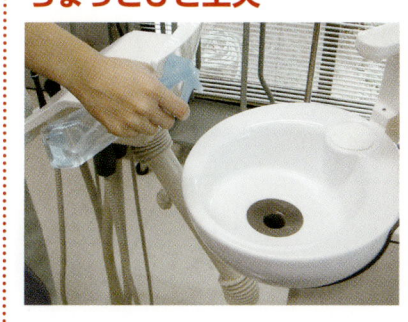

スピットン清掃後、精製水にアロマエッセンスを加えたスプレーをひと吹きすると、抗菌作用によるニオイ防止や汚れが付着しにくくなります。

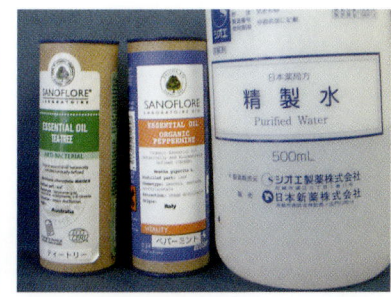

ティートリーやペパーミントのエッセンスを筆者の医院では精製水に加えています。

ブラケットテーブル上の後片づけ

廃棄物はコップで分別して片づける

　血液の付着したワッテやデンタルフロス、患者さんに使用したエプロンなどの医療廃棄物は、ひとまとめにして患者さんが使用したコップに詰め込みます。そうすることで、移動時に落とすことが防止できるほか、患者さんとすれ違ったときなどにも、不快感を与えることを少なくすることができます。

　なお、ディスポーザブル注射針、カートリッジは、ワッテなどと一緒にせずに別に分けたほうが、後に容易に分別できます。

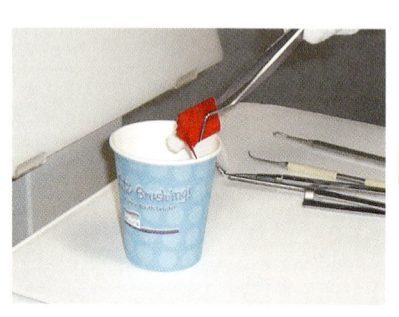

患者さんの使用したコップは、ワッテや咬合紙などの医療廃棄物をひとまとめにするのに最適です。

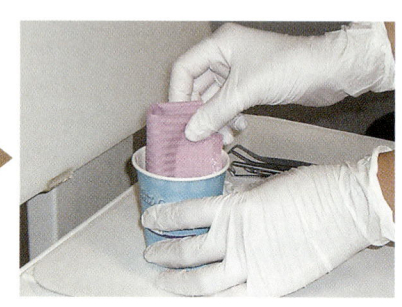

最後に一番大きいエプロンで、細かい廃棄物が落ちないように封をします。

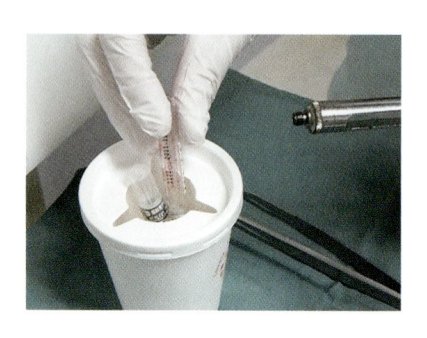

筆者の歯科医院では、ディスポーザブル注射針やカートリッジは、ふた付きのコップに入れています。

バー類はアルコール綿や薬瓶に入れて片づける

　切削時に使用したバーや、PMTC時に使用したラバーカップなどは、アルコール綿に包んだり、薬液の入った薬瓶に入れて、落とさないようにし、移動します。

※筆者の歯科医院では、薬瓶は各チェアに常備し、午前中の診療終了後と1日の診療終了後に回収して滅菌しています。

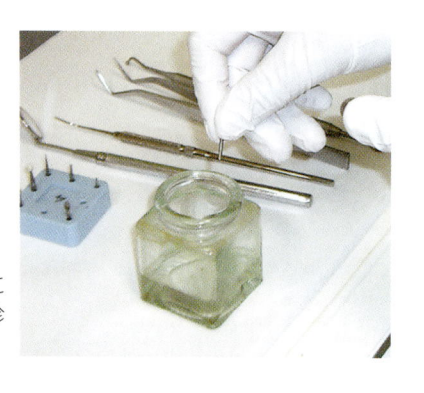

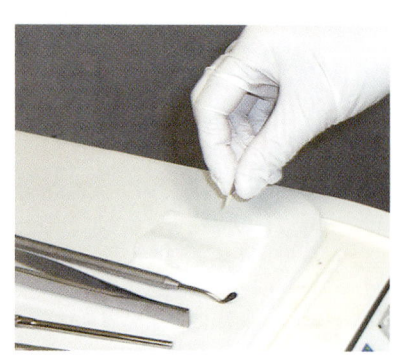

移動時は「落とさない」「見た目もスマート」に

　医療廃棄物と器具の分別が終わったら、消毒室へ移動します。

　移動時に、医療廃棄物や器具を落とさないように運ぶ工夫をすることはもちろん、患者さんとすれ違ったときに不快な思いをさせないような工夫もしましょう。

　筆者の歯科医院では、写真のように医療廃棄物と器具を分けて持つことで、器具の紛失防止ならびに見た目の配慮をしています。

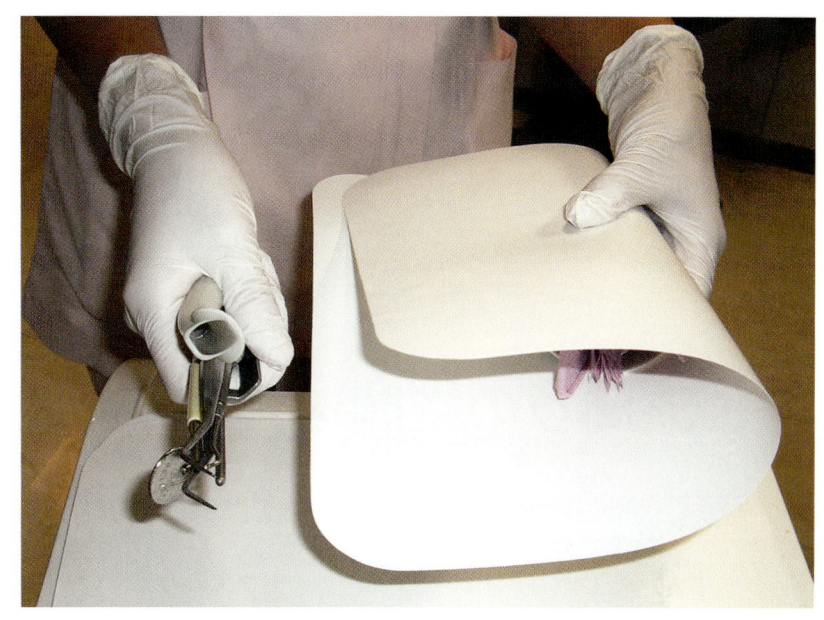

筆者の歯科医院では、医療廃棄物類は、コップに入れたのち、敷いていた紙マットごと包み持ちます。器具類は右手にまとめて持つようにしています。

医療廃棄物は、業者指定の容器に回収すること

　医療廃棄物は、感染性廃棄物と呼ばれるように、「感染する恐れがあるもの」です。廃棄物処理法によって、処理基準や処理委託基準が定められています。
「すべての廃棄物は、法に基づいて適正に処理しなければならない」（第1条）
「医療関係機関等は、医療行為等によって生じた廃棄物を自らの責任において適正に処理しなければらない」（第3条）
「医療関係機関等の管理者等は、感染性廃棄物の処理が適正に行われているかどうかを常に把握し、処理について帳簿を作成するとともに、一定期間保存しなければならない」（第12条ほか）

● 感染性廃棄物とは

①血液および体液

②手術などに伴って発生する病理廃棄物（摘出または切除された組織など）

③血液などが付着した鋭利なもの

④病原微生物に関連した検査などに用いられたもの

⑤具体的には、医療器材（注射針、メスなど）、ディスポーザブル製品（グローブ、リネン類など）、衛生材料（ガーゼ、脱脂綿など）

（環境省・廃棄物処理法に基づく感染性廃棄物処理マニュアルより）

85

ここからはじめるベーシックアシスタントワーク

次の患者さんをお迎えできる
チェア周りの環境整備

チェア周りの空間をきれいに整えよう

ライトを
適切な位置に！

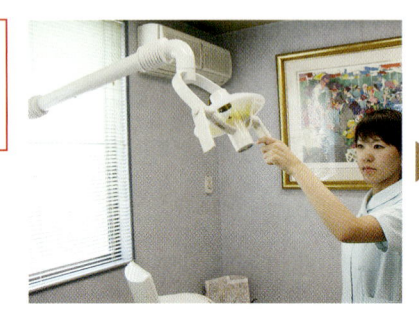

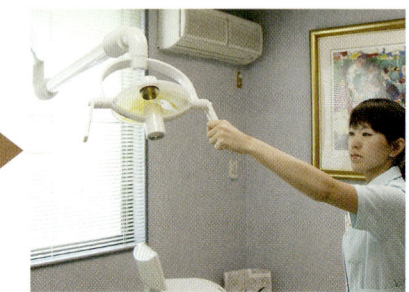

患者さん退出時に上方に持ち上げておいたライトを、適切な位置にセットします。

ブラケットテーブルを
適切な位置に！

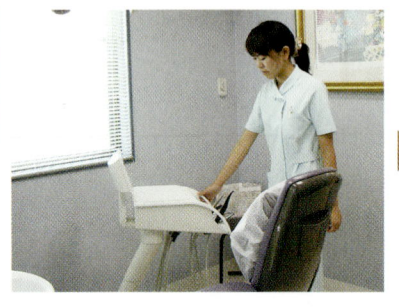

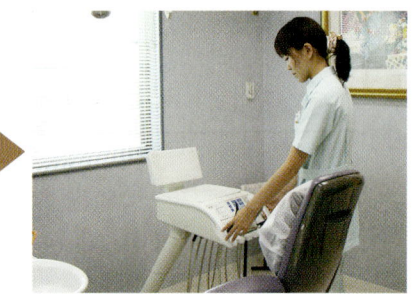

患者さん退出時に間口を広く取っていたブラケットテーブルも、適切な位置にセットしなおします。

バキュームサイドテーブルも
適切な位置に！

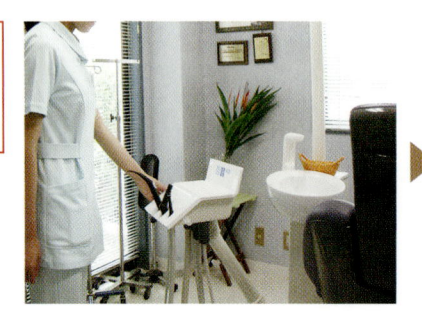

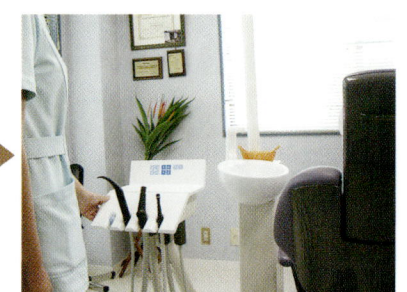

清掃時に広げてしまったバキュームサイドテーブルも、整頓して位置づけます。

第4章　テキパキこなしたい治療後の後片づけ

次の患者さんを誘導できる環境か、再確認！

　汚れもなく、各種機器がピシッと整理されて位置づけられていると、「患者さんを迎え入れる準備がしっかり整った歯科医院」という安心感を患者さんに抱いていただくことができます。

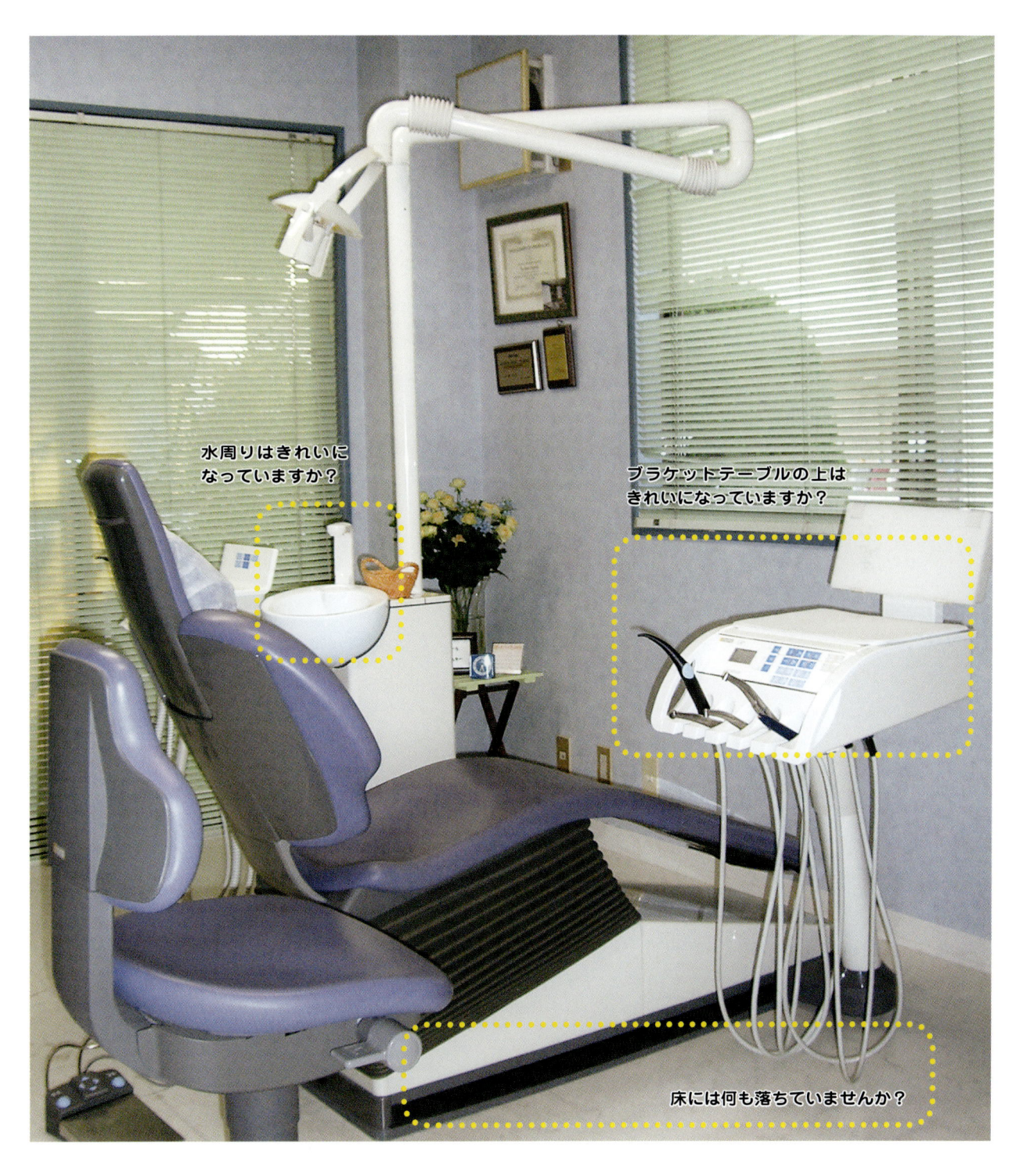

水周りはきれいになっていますか？

ブラケットテーブルの上はきれいになっていますか？

床には何も落ちていませんか？

87

付

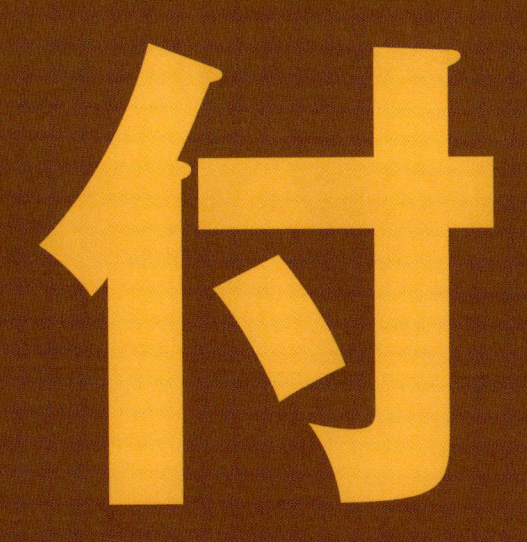

ふろく
手指洗浄・グローブ着用時の注意
高齢患者さんの誘導方法

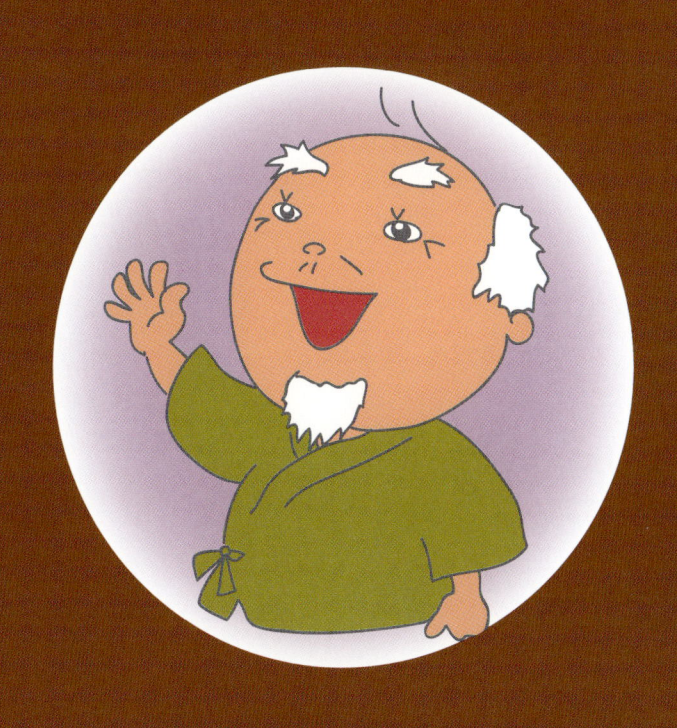

手指洗浄の流れ（石鹸と流水による手洗い）

ステップ1

手指を流水で濡らし、石鹸液または消毒液を適量取り出す。

ステップ2

手のひらと手のひらをこすり、よく泡立てる。

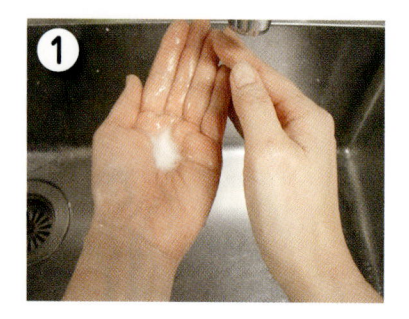

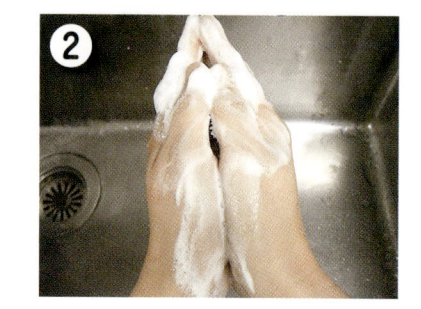

ステップ3

手の甲を伸ばすように、もう片方の手のひらでこすり、手の甲を洗う（反対側も同様に）。

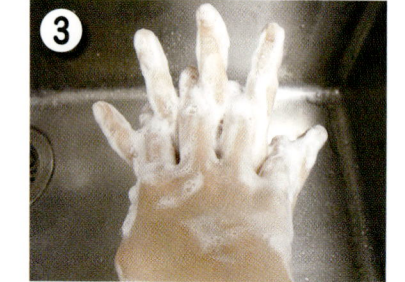

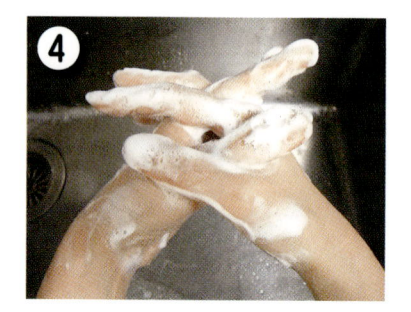

ステップ4

指を組んで、両手の指の間をこする。

ステップ5

親指をもう片方の手で包み、ねじるようにこすり洗いする（反対側も同様に）。

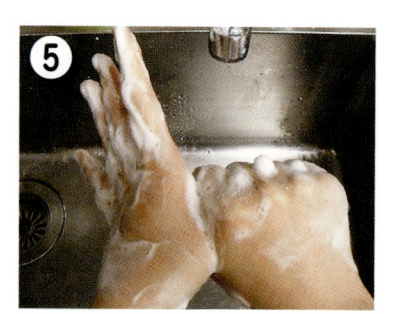

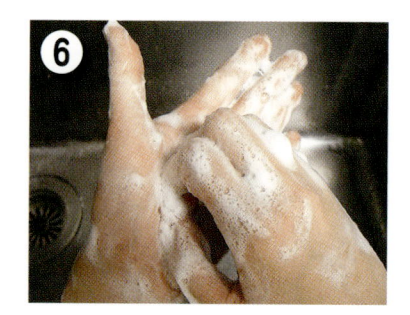

ステップ6

指先で、もう片方の手のひらをこすり、指先、爪の間を洗う。

ステップ7

両手首までていねいにこすり洗いする。

ステップ8

流水で20秒程度、すすぐ。

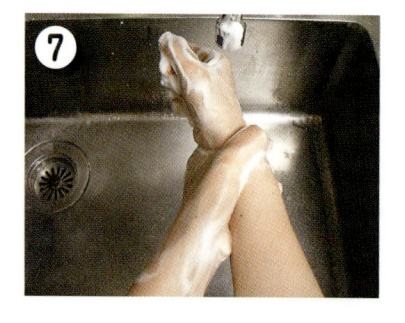

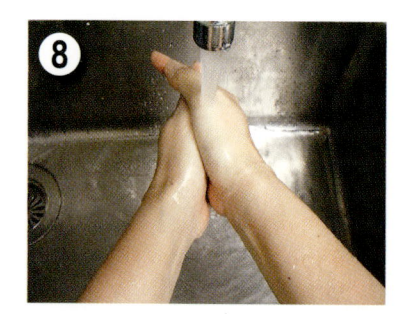

※ アルコール製剤による消毒も、指先の爪の間から手首まで、手指全体を濡らすのに十分な量（3ml程度）を手に取り、上記の順序に従って、手のひら、甲、指先、爪の間、指の間、親指、手首によく擦りこむ。

※ 使い捨てグローブを着用して診療を行う場合も、石鹸と流水による手洗いか、アルコール製剤による擦式消毒を行う。

90

グローブの着用と着用時の注意点

必ず使い捨てグローブを着用する

血液や唾液には直接触れないように作業することが原則です。血液、唾液に触れる可能性の高い作業を行うときには、使い捨てグローブを必ず着用しましょう。

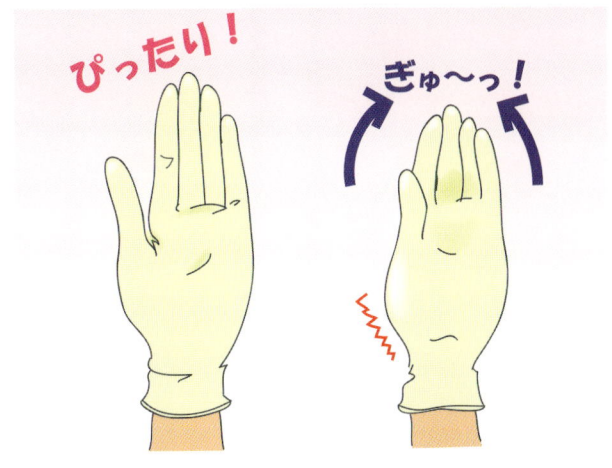

使い捨てグローブは、手にしっかりフィットして指が動かしやすいものを選びます。つけたとき、手のひらが丸まってしまうようなきついものは、あなたの手には不適合です。

汚染された手袋では機器などに触れない

血液や唾液のついたグローブでユニットや機器、カルテを触ってはいけません。

いったんグローブを外すようにしましょう。

手袋をつけたまま触らないといけないスイッチ類は、シートシールなどを貼っておくのもよいでしょう。

プロービングチャート記入時など頻繁にグローブの着脱をしなければならない場合は、測定者と記入者のペアで行うことで、グローブ交換の手間がなくなります。

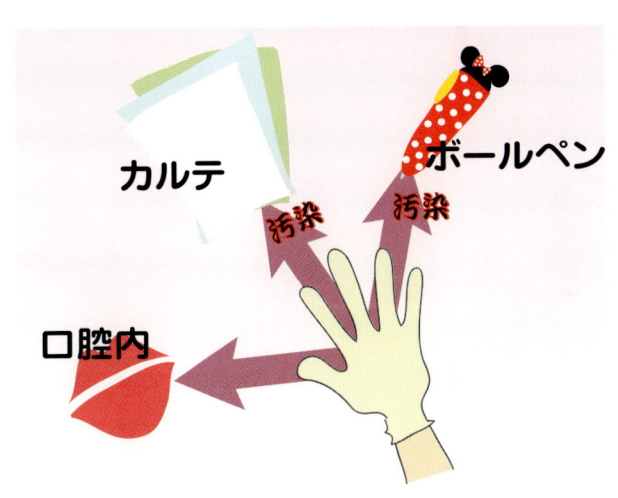

使い捨てグローブはまめに取り換える

使い捨てグローブは、まめに交換することが原則です。1人の患者さんに1枚だけ、というわけではありません。数枚のグローブを着用することもあります。

使い捨てグローブの使いまわしは絶対にしてはいけません。

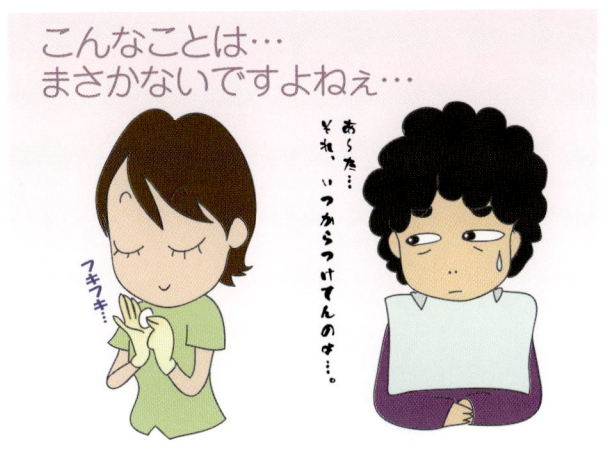

高齢患者さんの誘導

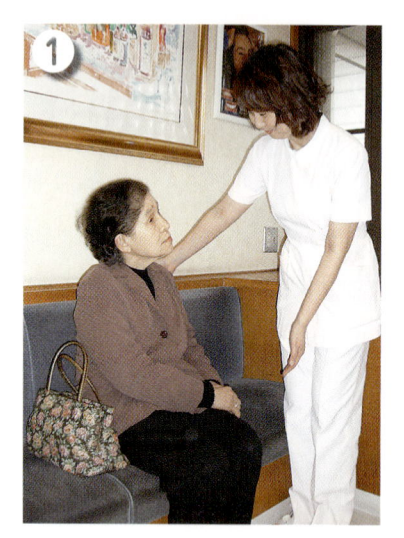

1 高齢患者さんの場合、声をかけても聞こえないことがあるので、近くまで行き肩に手をかけるなどします。

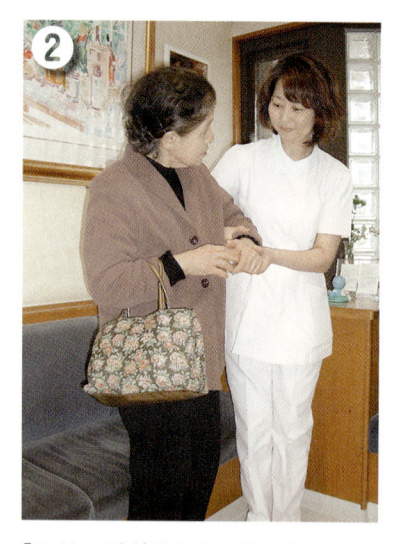

2 「スリッパが滑るので怖い」方もいるので、場合によってはしっかり腕を持って誘導します。

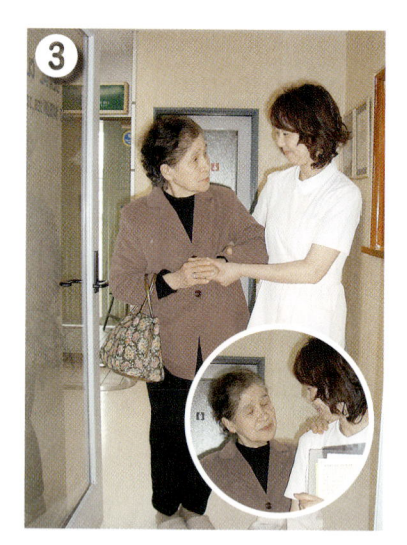

3 会話をしながらしっかり誘導します。肩に手を乗せてもらい、ついてきてもらうのもいいでしょう。患者さんから目は離さないように。

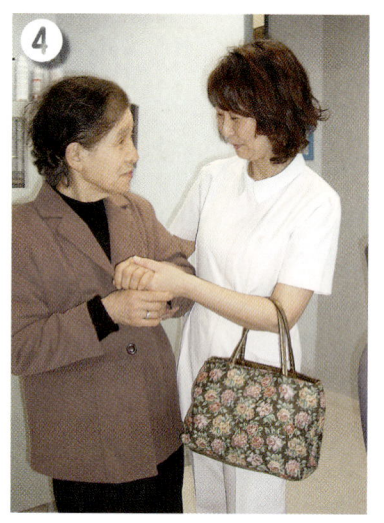

4 チェアサイドに来たら、荷物を預かります。

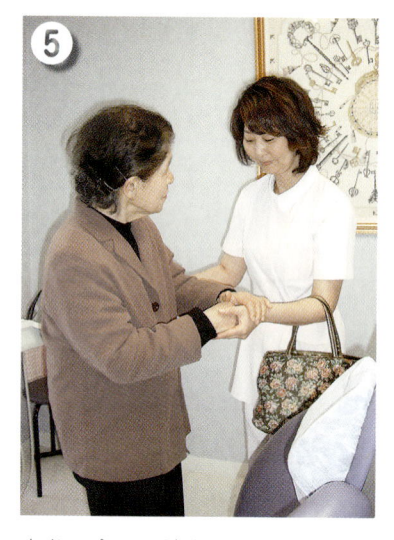

5 向かい合い両腕をしっかりと持って、チェアのほうへ向けます。

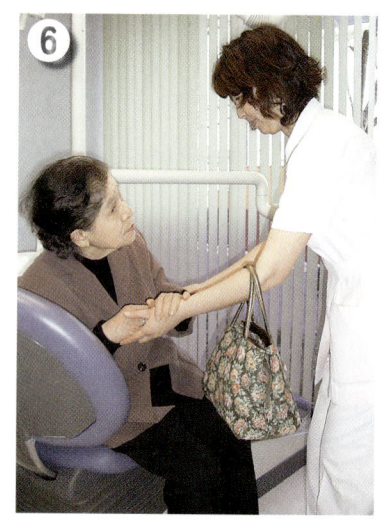

6 チェアに深く腰掛けてもらうようにします。

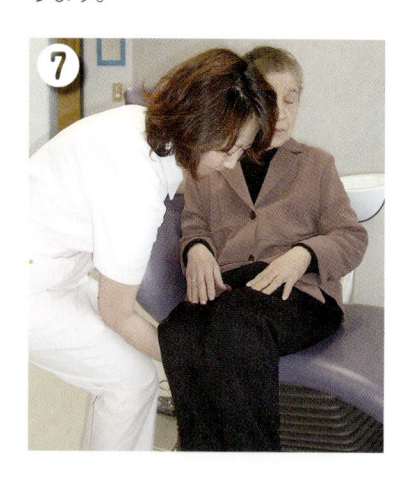

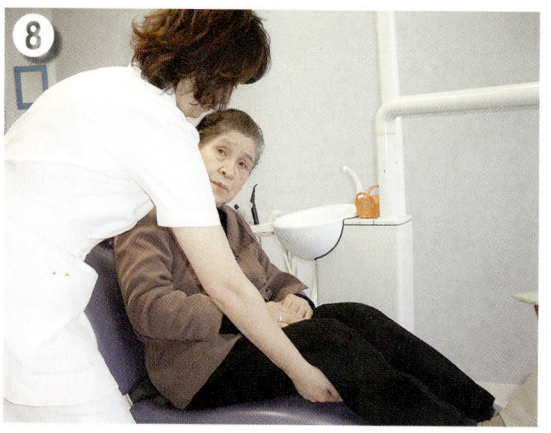

8 足が持ち上げにくいようであれば、介助しましょう。このとき、会話をしながら患者さんの不安を解消するように努めましょう。

92

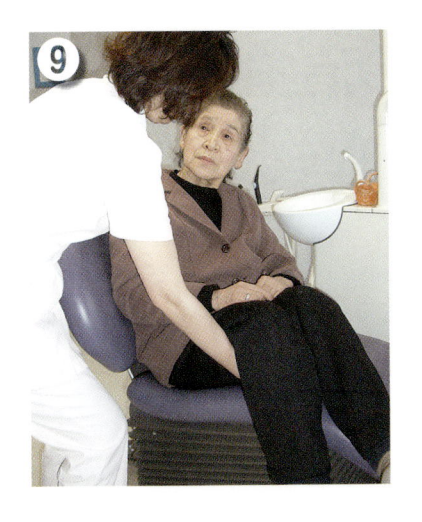

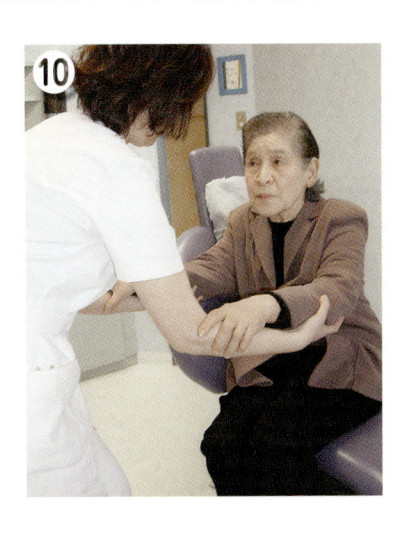

ふろく　手指洗浄・グローブ着用時の注意・高齢患者さんの誘導方法

治療が終わってからの誘導も、入室時と同様の方法で介助します。両腕をしっかりと支えて、チェアから立ち上がってもらいます。

杖を使用している高齢患者さんの誘導

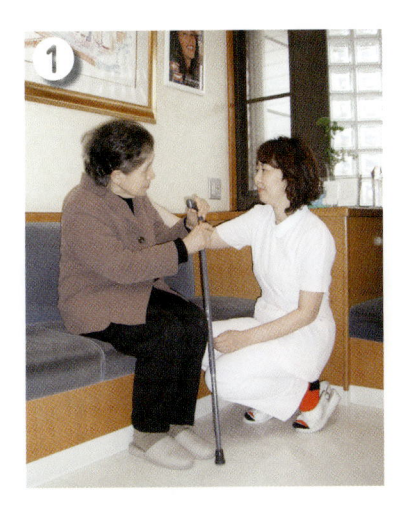

①　杖を使用されている患者さんでは、チェアサイドまで杖をお持ちいただいたほうが安心されます。

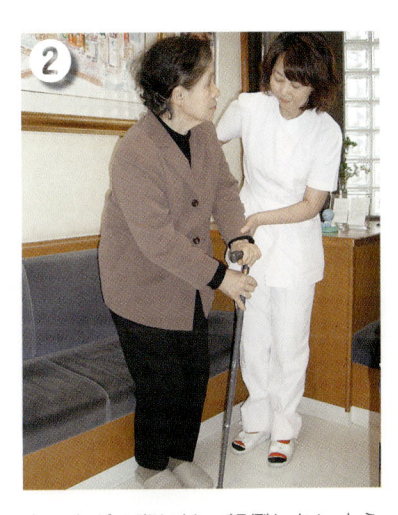

②　立ち上がる際には、転倒しないよう注意しながら支えます。

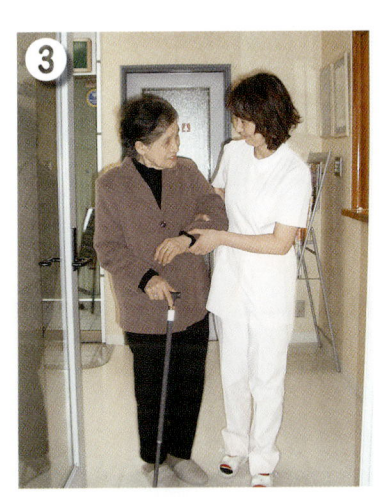

③　杖をつく場所も確認しながら誘導します。

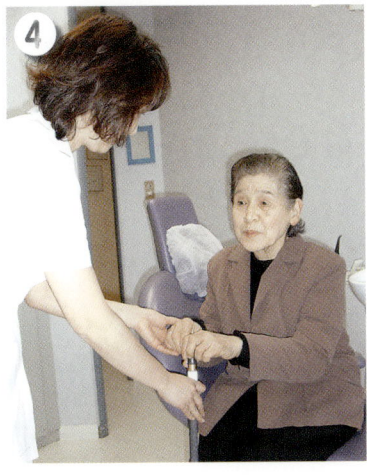

④　柄は深く腰掛けた後に預かり、そのままの位置で待ってもらいます。

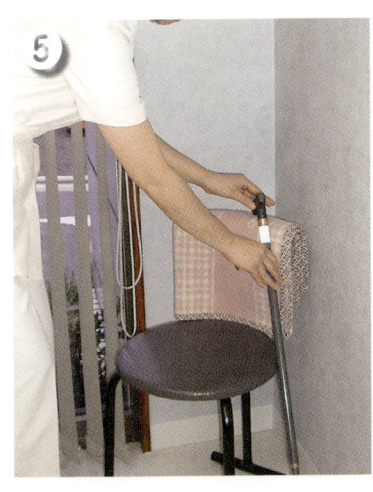

⑤　見えるところに杖を立てかけ、チェアに足を持ち上げる介助をします。

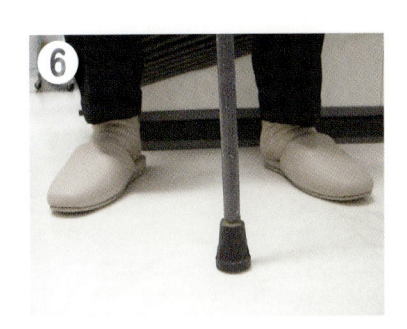

⑥　治療終了時は、杖を受け取った位置で杖をお返しします。安定した位置で杖がつかれているか確認しましょう。

高齢患者さんへの治療時の配慮

高齢患者さんにとって、スピットンでのうがいはとても難しい

　健常者ではまったく不自由のないことでも、高齢患者さんでは困難なことがよくあります。

　うがいもその1つで、スピットンの上で吐き出すことができないことも多々あります。

　うがいの際は、患者さんがうがいをしやすい高さへチェアを調整し、起き上がることが難しい場合は背中を支えて介助しましょう。

● 高齢患者さんのうがいには介助が必要

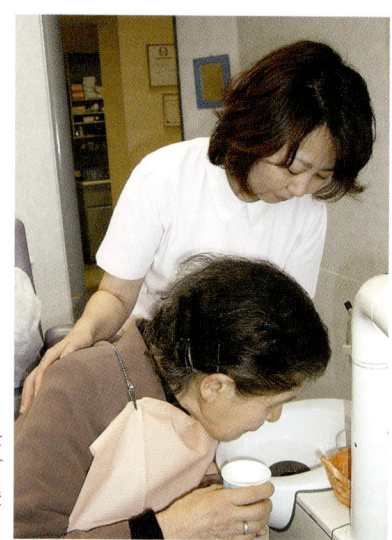

うがいの際に介助を行わないと、衣類を汚してしまったり、チェアから転倒してしまうこともあります。十分に注意しましょう。

パノラマエックス線写真撮影の位置づけも、しっかりと説明をして

　腰が曲がっている高齢患者さんでは、パノラマエックス線写真の位置づけを口頭で指示してもうまくいかないことがあります。

　位置づけの際は、背中に手をあてて、背筋をどの程度伸ばせばいいのか説明しましょう。

※撮影時の姿勢を説明するため、エックス線防護エプロンを装着せずにシミュレーションしています。実際の撮影時は、背面からエックス線が照射されるため、背面にエックス線防護エプロンを装着します。

● パノラマエックス線写真の位置づけも介助が必要

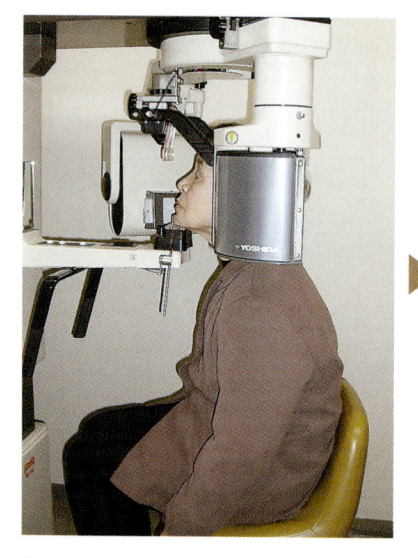

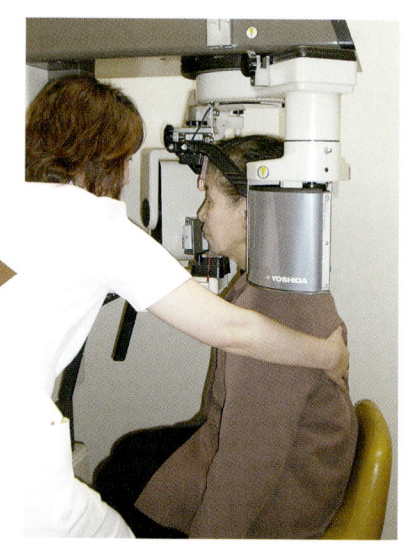

「背中を伸ばしておでこをつけてください」と口頭で指示をしても困難なことが多々あります。背中に手をあてて、どの程度まで背筋を伸ばすか、説明しましょう。

おわりに

　歯科衛生士にとって、アシスタントワークはもっとも重要な仕事の1つです。日常業務がスムーズに行われると同時にクオリティの高い対応を実現するためには、正しいアシスタントワークの習得が不可欠です。ただ、多くの場合、歯科衛生士としての診療そのものを意識するあまり、アシスタントワークは学校で学んだ基本的な方法だけであったり、診療が忙しく卒業間もない歯科衛生士や歯科助手にお願いしてしまう、ということもよくあります。

　また、診療室ではちょっとしたミスもよくあります。機器や材料の操作ミス、連絡や準備ミス……。これらのミスも十分な対策をしておかなければ、取り返しのつかないミスになりかねません。しかし、日常のアシスタントワークをミスなく正確に行ったうえで、ちょっとした工夫やホスピタリティを加えることによって、患者さんからさらなる信頼を得ることができ、医院全体のクオリティも向上して、質の高い診療がスムーズに行えるようになると思います。そして、結果として医院が多くの患者さんから大きな支持を得られるようになるのも事実です。そのためにも、正確な基本アシスタントワークの習得や院内での教育が大切であると筆者は考えています。

　患者さんから支持される歯科医院は、歯科医療レベルの高さが第一なのは言うまでもありませんが、同時に院長をはじめスタッフ全員のホスピタリティは、それを左右するほど重要なのです。本書では、当院での毎日のアシスタントワークの中でスタッフみんなが意識していることや、ちょっとした気配りやアイデアで患者さんに喜ばれたことを、できるだけわかりやすく紹介いたしました。本書がホスピタリティあふれる歯科医院づくりのために少しでもお役に立てれば幸いです。

夏見歯科医院
夏見まみ

著者紹介

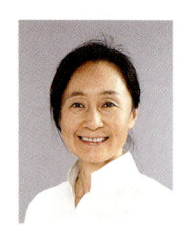

夏見まみ　なつみまみ
香川県丸亀市・夏見歯科医院勤務

著者略歴
1993 年 3 月　瀬戸内短期大学 歯科衛生上学科卒業
1993 年 4 月　夏見歯科医院勤務
2004 年 3 月　日本環境認証機構品質システム専門家
2005 年 7 月　健康コンシェルジュ「ナチュラビオティスト」取得
2008 年 4 月　野菜ソムリエ取得
2010 年 8 月　漢方スタイリスト取得
2010 年 4 月　特別養護老人ホーム評議員
2012 年 2 月　漢方カウンセラー取得
2012 年 7 月　養生薬膳アドバイザー取得

所属学会
日本顎咬合学会
日本抗加齢学会
日本アロマテラピー学会
国際システム健康科学学会

QUINTESSENCE PUBLISHING
日本

歯科衛生士臨床のための Quint Study Club アシスタントワーク編②
ここからはじめる　ベーシックアシスタントワーク
ホスピタリティあふれる歯科医院づくりのために

2009年 7 月10日　第 1 版第 1 刷発行
2018年 8 月10日　第 1 版第 3 刷発行

著　　者　夏見まみ

発 行 人　北峯康充

発 行 所　クインテッセンス出版株式会社
　　　　　東京都文京区本郷 3 丁目 2 番 6 号　〒113-0033
　　　　　クイントハウスビル　電話(03)5842-2270(代表)
　　　　　　　　　　　　　　　 (03)5842-2272(営業部)
　　　　　　　　　　　　　　　 (03)5842-2279(編集部)
　　　　　web page address　http://www.quint-j.co.jp/

印刷・製本　サン美術印刷株式会社

©2009　クインテッセンス出版株式会社　　　禁無断転載・複写
Printed in Japan　　　　　　　　　　　　　落丁本・乱丁本はお取り替えします
ISBN978-4-7812-0089-7　C3047　　　　　　定価は表紙に表示してあります